내 몸과 마음을 살리는
녹색의 힘

식물 치유

박신애 지음

인사이드북스

내 몸과 마음을 살리는 녹색의 힘
식물 치유

1판 1쇄 펴낸 날 2023년 3월 10일
지은이 박신애

편집 박영숙, 김민선
디자인 고정선
교정 박혜경
일러스트 이성미(@illusclay)

펴낸 곳 인사이드북스
문의 070-8776-0012
이메일 insidebooks@naver.com
출판등록 제409-251002018000106호

값 16,800원
ISBN 979-11-977214-1-0

※ 본문에 실린 이미지 중 미술품은 각 박물관 소장품이고, 지베르니 연못은 인사이드북스에 저작권이 있으며, 그 외 이미지 출처는 shutterstock입니다.
※ 이 책은 저작권법에 따라 보호받는 저작물이므로 무단 전재와 무단 복제를 금지하며, 이 책 내용의 전부 또는 일부를 이용하려면 반드시 저작권자와 인사이드북스의 서면 동의를 받아야 합니다.
※ 잘못된 책은 구매한 곳에서 바꾸어 드립니다.

누군가가 당신에게
꽃을 가져다줄 때까지 기다리지 마세요.
자신의 정원을 심고,
자신의 영혼을 장식하세요.

- 루서 버뱅크(식물학자)

Prologue

식물을 보면
왜 행복할까

당연하게 여기던 것들의 소중함과 능력을 알아채기는 쉽지 않습니다. 맑은 공기, 더위와 추위를 막아주는 옷, 편안한 신발, 시원한 바람, 깨끗한 물, 허기를 채워주는 음식, 나를 걱정해 주는 가족, 그늘을 만들어주는 나무, 길가에 피는 이름 모를 꽃…. 그중에서도 자연의 소중함을 일상에서 깨닫기는 정말 어려운 일입니다. 그러나 생의 처음부터 마지막까지 우리와 함께하는, 우리를 둘러싸고 있는 거대한 자연 속에서 우리 역시 자연에 속한 한 생명체임을 깨닫는 순간 그 힘과 크기, 깊이에 압도당하게 됩니다.

그런데 그것이 식물이라면 어떨까요? 자연의 힘이 제아무리 위대하다 해도 연약해 보이는 꽃과 그저 서 있기만 나무에 무슨 숨은 능력이 있다는 건지 고개를 갸웃거리게 될 것입니다. 그렇기에 우연한 기회를 통해 식물매개치료 연구자의 길로 접어든 저에게도 그 여정은 놀라움의 연속이었습니다. 그냥 존재할 뿐이라고 생각하던 식물에게서 위대한 힘을 발견했고, 그렇게 거듭된 식물에 대한 놀라운 발견은 제가 성징

하고 현재에 이를 수 있게 해준 원동력이 되었습니다.

제가 원예치료학을 공부하기 시작한 2000년도 초반만 해도 식물매개치료의 뿌리가 되는 원예치료는 국내뿐 아니라 해외에서도 생소한 분야였습니다. 국내는 한국 원예치료의 아버지라 할 수 있는 건국대학교 손기철 교수 등을 중심으로 한 화훼학 및 화훼장식학 전공자들이 대부분이었습니다. 미국에서도 주로 재활치료나 장애인 대상 프로그램으로 원예치료에 접근했을 뿐 이를 독립적인 학문으로 인정한 지는 그리 오래되지 않았습니다. 그 이유는 식물이 인간의 건강에 직접적으로 미치는 효과를 과학적으로 분석하려는 생각을 미처 하지 못했기 때문인데, 어쩌면 인내심을 갖고 꾸준히 연구한 사람이 드물어서였을지도 모르겠습니다.

그래서 석사과정을 지도해 주신 손기철 교수의 추천으로 무작정 찾아간 캔자스주립대학교 캔디스 슈메이커Candice Shoemaker 교수와의 만남은 운명이었습니다. 그때 어학연수

생 신분이던 저와 이야기를 나누던 슈메이커 교수는 마침 원예치료 관련 대학원생을 찾고 있다며 박사과정 연구원 합류를 제안했습니다. 마치 예견된 일인 듯 자연스럽게 원예치료의 길에 첫발을 내딛는 순간이었습니다. 이후 학문과 인생의 멘토가 된 버지니아공과대학교 다이앤 렐프Diane Relf 교수를 만나면서 그의 격려와 지지, 학문 발전을 위한 깊이 있는 대화를 통해 원예치료 분야의 연구자로 성장할 수 있었습니다.

한국과 달리 미국의 원예치료 역사는 반세기 가까이 되는 만큼 자료와 논문이 풍부했습니다. 그럼에도 식물과 원예가 인간 건강에 효과적이라는 사실을 뒷받침하는 과학적 데이터는 거의 찾아볼 수 없었습니다. 관찰과 유추, 가설을 오가다 보니 원예학만으로는 부족하다는 사실을 깨달았고 교육학, 노인학, 스포츠의학, 심리학 등 원예치료와 조금이라도 연관성이 엿보이는 강의라면 무엇이든 찾아나녔습니다. 그 결과

스포츠의학의 측정 기술을 활용해 원예 활동의 운동 강도를 측정할 수 있었으며, 노인학을 통해 원예 활동의 효능과 의미를 확인할 수 있었습니다.

원예 활동이 인체에 미치는 효과를 입증하고자 하는 여정은 계속되었습니다. 박사과정 중 미국 뉴욕대학교 랭곤 의료센터 산하의 러스크 재활의학연구소에서 인턴으로 참여했고, 베일러의과대학 산하의 아동영양연구센터에 근무하면서 아동의 원예 활동과 건강에 대한 연관성을 밝히기 위해 행동심리학을 적용한 실험과 연구를 진행했습니다.

그렇게 원예학 밖으로 눈을 돌리니 마침내 식물의 실체가 드러나기 시작했습니다. 인간과 식물은 거대한 자연 속에 유기적으로 연결되어 있는 생명체이며, 인간이 지닌 생명 사랑 유전자와 자연으로의 회귀 본능이 원예치료의 시작점이자 핵심이라는 것을 말입니다. 또한 고대부터 지금껏 이어져 온 식물의 위대하고 광범위한 힘은 우리 생각을 훨씬 뛰어넘는다는 사실을 알게 되었습니다. 이제 원예치료의 효능이 과학적으로 입증되면서 인간의 건강과 식물을 둘러싼 전설, 상상, 추론은 대부분 사실임이 판명되고 있습니다.

현재 원예치료는 새로운 시작점에 와 있습니다. 과거와 달리 인체에 원예 활동이 미치는 기능과 영향력이 과학적으로 규명되면서 새로운 패러다임을 제시하고 있습니다. 현대의 원예치료는 그 역할과 기능이 식물을 활용해 건강한 환경을 디자인하고, 토양의 미생물로 뇌 쾌적성 지수를 높이며, 개인의 성격과 일상에 맞는 식물을 추천하고 기르는 플랫폼을 구축하는 디지털로까지 그 영역을 확장하고 있습니다. 그래서 저는 기존의 원예치료를 '식물매개치료'라고 새롭게 정의했습니다. 이후 식물매개치료학은 동물매개치료학과 함께 건국대학교에서 바이오힐링융합학과로 2019년 신설되었는데 그 범주에는 식물매개치료, 동물매개치료 외에도 정신의학, 재활의학, 스포츠의학, 상남심리학, 생명공학, 신림조경학,

동물복지학 관련 수업이 포진해 있습니다. 그만큼 식물매개치료는 복잡한 메커니즘을 가지고 있습니다. 또한 최근에는 스마트기기, 디지털 환경과 연동한 그린 디지털 헬스케어로 그 영역을 확장하며 무한한 가능성을 보여주고 있습니다.

수년 전 웰빙 라이프가 대세였다면 이제는 식물 라이프가 대세입니다. 플랜테리어plant+interior와 그린 하비Green Hobby가 트렌드이고 플로리스트가 인기 직업인 요즘, 식물 집사를 자처하는 이도 많습니다. 초록 식물이 잘 어우러진 집은 보기만 해도 기분을 좋게 만듭니다. 화분에 물을 주고 꽃병에 꽃을 꽂다 보면 마음까지 편안해집니다. 그런데 이게 단순히 기분 탓일까요? 똑똑해진 식물 소비자들은 인터넷을 검색해 공기 정화 기능, 심신 안정, 힐링 차원에서 집 안에 식물을 들이는데, 과연 효과가 있는 걸까요?

이제 이런 의심은 거두기 바랍니다. 원예 활동은 신체 건강을 증진하는 데 유용한 운동이며, 뇌파를 변화시키는 치료

보조제가 될 수 있습니다. 무엇보다 놀라운 것은 인간의 생명 사랑 본능을 충족시켜 실질적인 몸의 변화를 이끌어낸다는 사실입니다. 배가 고프면 먹고 싶고 졸리면 자고 싶듯이, 생명을 사랑하고 싶은 마음 또한 인간의 본능인 것입니다.

이 책은 체계적 연구 결과를 바탕으로 왜 식물을 키우는 것이 몸과 마음을 치유하고 인간답게 사는 수단이 되는지에 대해 과학적 근거와 방법을 제시합니다. 국내에는 아직 학문적으로 생소한, 그래서 더 흥미로운 식물매개치료의 역사부터 과학적 근거, 질환별 효능과 적용 방법 그리고 식물매개치료의 효과를 기대할 수 있는 건축·실내·조경 등 환경 디자인과 토양의 감춰진 능력까지 식물매개치료의 모든 것을 방대한 연구 데이터를 바탕으로 이야기하고자 합니다.

이 책에 나오는 다양한 실험 연구 데이터는 건국대학교 식물환경보건연구실에서 밤새워 가며 힘께 고민해 온 연구원들,

그리고 이 실험 과정에 적극 참여한 복지원예사들의 노력이 없었다면 빛을 발하지 못했을 것입니다. 그 때문에 각 사례에 따른 식물매개치료 프로그램 실험 결과는 인류가 지구상에서 지금까지 생존할 수 있었던 비밀의 코드를 하나씩 풀어주는 단초가 될 것이라 믿어 의심치 않습니다.

아울러 저를 지금 이 자리에 있도록 이끌어주고 적극적으로 응원해 주신 스승인 건국대학교 손기철 교수님, 캔자스주립대학교 캔디스 슈메이커 교수님, 버지니아공과대학교 다이앤 렐프 교수님, 그리고 건국대학교 식물환경보건연구실 연구원들과 건국대학교와 학회 동료 교수님들께 감사의 인사를 드립니다.

전 세계를 공포에 몰아넣은 바이러스와 환경문제, 전쟁 등으로 우리 삶은 갈수록 어려워지고 있습니다. 하지만 늘 그랬듯이 인류는 또 다른 해답을 찾아내 이 위기를 지혜롭게 이

겨낼 것입니다. 우리 몸이 기억하고 있는 자연으로의 회귀 본능, 생명 사랑 유전자가 우리를 식물의 세계로 이끌 것입니다. 줄곧 식물매개치료 분야에 매진해 온 제가 전문 서적이 아닌 일반인을 대상으로 책을 쓴 것 또한 이 책이 생명 사랑의 본능을 일깨우는 데 길잡이가 되었으면 하는 바람 때문입니다.

2023년 3월
생명의 기운이 완연한 어느 봄날 연구실에서
박신애

− CONTENTS −

Prologue   식물을 보면 왜 행복할까   004

Chapter 1   **바이오필리아**

〈아바타〉 속 행성은 왜 초록 수풀일까   018
생명 사랑 유전자가 이끄는 '녹색 갈증'   022
자연과 인간의 공존, 바이오필릭 디자인   028
과학으로 밝혀진 식물의 비밀   032
인간과 정원의 깊은 유대, 홀토필리아   038
화가, 식물로 마음을 치유하다   042

Chapter 2   **식물 치유의 역사**

신화에서 의학, 심리학 영역으로 들어온 원예   050
식물이 사회적 인간을 만든다   054
도시농업의 또 다른 이름, 치유농업   058

Chapter 3 식물매개치료

식물은 '관계'이자 '활동'이다	066
텃밭은 체력 단련장!	070
꽃도 심고 근육도 키우고	075
식물을 보면 왜 마음이 편안해질까	086
식물이 내뿜는 향은 힘이 세다	092
흙을 만지고 냄새를 맡아야 하는 이유	098
공간을 바꾼 식물, 인간을 살리다	104

Chapter 4 식물매개치료 사례

밴쿠버 올림픽에 등장한 '브로콜리 꽃다발'	116
1 **성인 남녀** 일상에 쉼표 찍기	120
2 **아동** 가장 바이오필리아적인 존재를 위해	125
3 **가족** 현대인의 진정한 쉼터에 불어넣는 편안한 숨	142
4 **노인** 백세까지 건강하고 행복하게	150
5 **뇌졸중** 자연스러운 움직임을 유도하고 마음은 보듬고	161
6 **우울 및 스트레스** 빈 화분처럼 공허한 마음을 채운다	172
7 **조현병** 환청과 망상에서 벗어나다	183
8 **지적장애인** 신체와 정서 발달이라는 두 마리 토끼	190

Chapter 5 그린 디지털 케어

디지털 헬스와 식물매개치료	198
식물과 첨단기술의 만남, 그린 디지털 케어	205

참고 문헌　　216

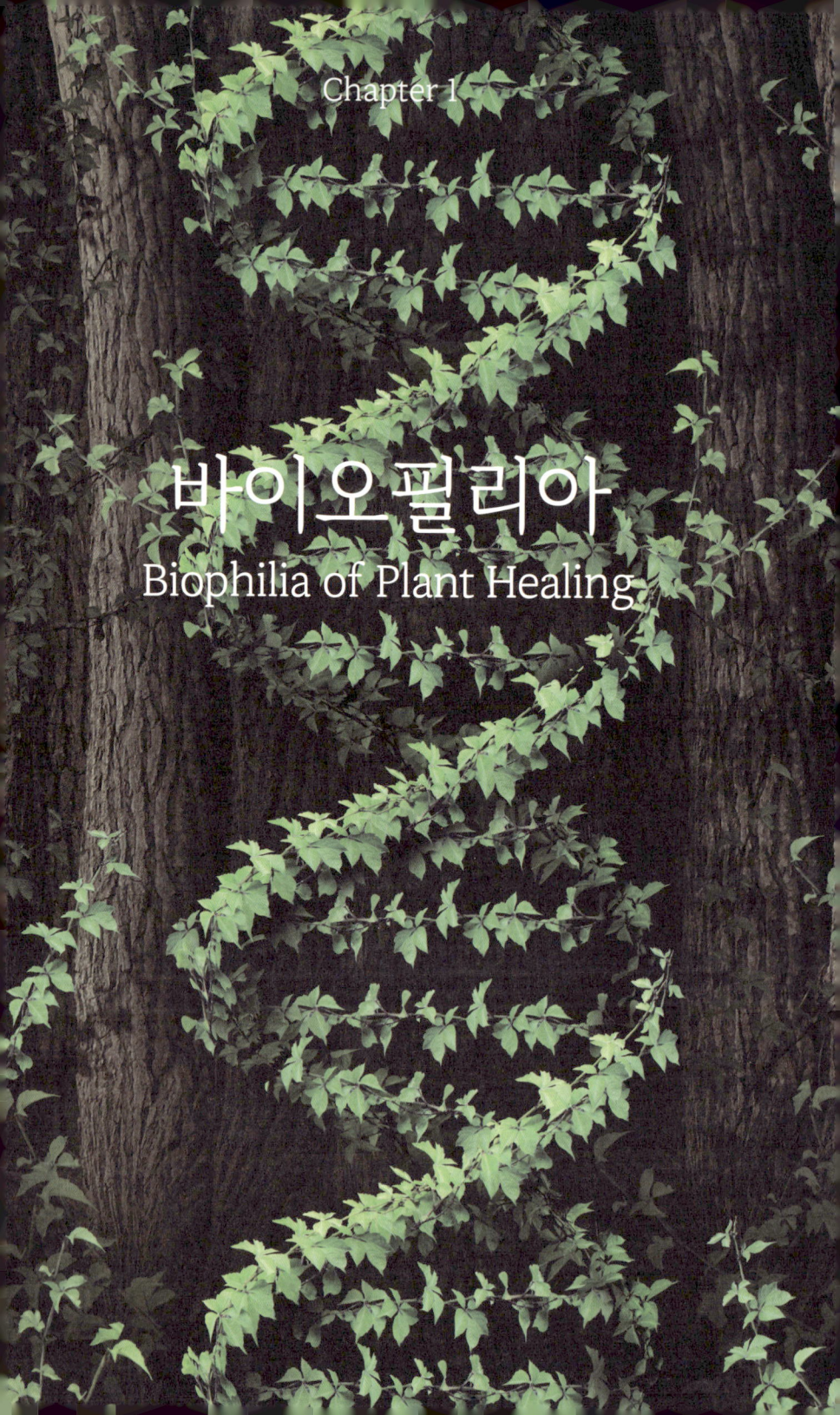

Chapter 1

바이오필리아
Biophilia of Plant Healing

생명을 뜻하는 Bio와
사랑을 뜻하는 그리스어 Philia를 결합한
'바이오필리아'는
인간이 다른 생명체에게 애정을 갖고
가까이 지내려는
타고난 본능을 말한다.

〈아바타〉 속 행성은
왜 초록 수풀일까

2009년 12월 개봉한 〈아바타〉는 지구인이 에너지 고갈 문제를 해결하기 위해 파란색 피부와 고양이처럼 커다란 눈을 가진 나비족의 위성 판도라를 침공하면서 벌어지는 스토리를 담은 SF영화다. 이 영화는 생생한 3D 영상 체험으로 메가 히트를 기록한 블록버스터 반열에 올랐는데, 여기서 우리는 이 기술이 구현한 어떤 그림에 주목할 필요가 있다.

〈아바타〉 속 배경인 판도라는 깊은 계곡을 따라 쉼 없이 맑은 물이 흐르고, 각종 새가 파란 하늘을 날아다니며, 푸른 잎의 높다란 나무가 빼빼한 숲이다. 기존 SF영화 속 황폐한 사막이나 새까만 암흑물질과는 완전히 다른 모습이다. 중생대 공룡 같은 동물이 성큼성큼 걸어오고, 세계에서 가장 큰 꽃 라플레시아 꽃잎이 발광하며 스크린을 뚫고 나올 듯하게 펼쳐질 때마다 황홀함에 가슴이 울렁거린다. 최고급 사양 컴퓨터로 무장한 영상 기술로 구현한 우주의 낙원이 지구 태초에나 존재했을 법한 원시 정글이라니.

공중에 매달린 듯한 기암괴석과 급격히 하강하고 솟아오르는 다양한 지형의 위성 판도라는 우리가 내셔널지오그래픽 같은 다큐멘터리 채널에서 보아온 자연을 떠올리게 한다. 비록 많은 부분이 훼손되었다지만, 아직 분명히 존재하고 있는 지구 대자연의 모습이다.

인간의 자연 회귀 본능

왜 정글일까? 첨단기술을 접목한 금속 기계로 번쩍번쩍한 미래 도시 대신 왜 초록 숲을 재현했을까? 아이러니하겠지만, 어쩌면 이는 매우 자연스러운 흐름이다. 인류는 끊임없이 발전을 추구하며 놀라운 과학기술을 바탕으로 한 업적을 속속 이뤄내고 있지만, 한편으로는 인간적이고 자연적인 과거의 삶을 그리워한다. 고도로 발달한 사회는 우리에게 실용성과 편리함을 가져다주는 반면 마음속 평화와 안식을 주기는 어렵다. 우리는 여전히 자연에서 진정한 마음의 안식을 찾곤 한다. 계절마다 다르게 피는 꽃이 만발한 들판과 길게 늘어진 버드나무 가지 사이로 흐르는 강물을 바라보는 것만으로도 우리는 마음 깊이 편안함을 느낀다.

자연이 선사하는 이 편안함을 느끼고자 하는 움직임은 언젠가부터 현대사회의 트렌드가 되었다. 템플스테이의 유행도 그중 하나다. 신앙과 상관없이 문명과 단절된 산속에서 보내는 시간은 현대인에게 '쉼' 그 자체다. 도시를 떠나 시골에서 자연주의 삶을 추구하는 '러스틱 라이프Rustic Life'는 또 어떤가. 21세기 들어 일기 시작한 귀농·귀촌 열풍은 이제 하나의 라이프스타일로 자리매김했다. 매년 농림축산식품부가 실시하는 귀농·귀촌 실태조사는 귀농·귀촌 인구가 꾸준히 증가하고 있음을 보여주고 있다. 주목할 것은 20~30대 젊은 층의 비율이 눈에 띄게 증가하고 있다는 사실이다. 사회가 복잡해질수록 태초의 향수를 찾아가는 이 모든 현상은 인간의 자연 회귀 본능에서 비롯된 것이다.

#홈 가드닝 #식집사 #반려식물

하지만 자연을 느끼고 싶을 때마다 산으로 들로 나갈 수는 없는 노릇이니, 우리는 자연을 곁에 두는 가장 간단하면서도 효과적인 방법으로 가드닝을 선택했다. 식물을 내가 사는 공간 안에 적극적으로 들여놓는 '플랜테리어plant+interior'가 요즘 가장 핫한 트렌드로 떠오른 것만 봐도 우리가 얼마나 자연을 그리워하는지 알 수 있다.

코로나19 팬데믹을 겪으며 우리는 개인의 공간과 환경의 중요성을 더욱 절실히 깨닫게 되었다. 그러면서 자연스럽게 식물에 대한 관심도 커졌다. 전 세계가 사회적 거리 두기에 돌입한 이후 구글 최다 검색어 중 하나가 '가드닝'이고, 미국에서는 '홈 가드닝' 관련 매출이 코로나19 이전보다 10% 성장했다. 우리나라에서도 코로나19 이후 꽃과 식물 소비량이 대폭 증가하면서 반려식물, 식용식물 재배 관련 시장에 대기업이 뛰어들 정도가 되었다. 이제 집 안에 어떤 식물을 얼마만큼 들일 것인지가 가전제품 종류와 위치를 정하는 것 못지않게 중요해졌다. 인스타그램, 페이스북 같은 소셜미디어에서 식물로 꾸민 거실과 직접 가꾼 정원은 인기 주제이고, '식집사', '반려식물', '식테크' 같은 신조어도 생겨났다.

우리가 식물을 가까이해야 하는 이유

현대사회에서 식물에 대한 갈망은 우리가 생활하는 모든 공간은 물론 문화 속에서도 발현되고 있다. 최첨단 기술이 집약된 SF영화가 주요 배경을 정글로 설정하고, 세계적인 IT 기업이 사무실을 녹색식물로 가득 채웠다. 뒤에서 자세히 언급하겠지만, 구글이나 아마존 같은 세계적 IT 기업의 사무실은 아예 식물원을 방불케 한다. 미세먼지와 유해물질 등으로 오염된 실내 공기를 식물로 정화하고 콘크리트 건물의 삭막함을 싱그러운 초록 생명으로 상쇄하려는 의도가 담겨 있다.

  그러나 여기에는 많은 환경학자와 심리학자, 사회학자가 동시에 고개를 끄덕이는 보다 근원적인 이유가 존재한다. 인간은 자연의 일부이기에 자연의 다른 생명체와 연결돼 있어야 한다는 것이다. 사회가 고도로 발달할수록 자연과 단절될 수밖에 없다. 그런 현대인에게 식물은 자연과 이어지는 유일한 고리다.

생명 사랑 유전자가 이끄는 '녹색 갈증'

방긋 웃는 아기를 보면 저절로 미소가 지어진다. 강아지가 꼬리를 흔들며 다가올 때면 나도 모르게 손을 뻗고 어른다. 막 피어나 고운 빛깔을 드러낸 꽃을 보면 '예쁘다!'는 탄성이 절로 나온다. 나뭇가지에 줄줄이 매달린 열매를 올려다보고는 완벽한 패턴에 새삼 감탄하기도 한다. 하다못해 땅에 떨어져 겹겹이 쌓인 낙엽의 오묘한 색감에 놀랄 때도 있다. 별것 아닌 것 같지만, 생의 성장과 변화를 목도했기 때문에 나오는 반응이라고 한다. 이렇듯 인간은 애초에 다른 생명을 가까이 하고 사랑할 수밖에 없는 존재로 태어났다.

세계적 생물학자 에드워드 윌슨Edward O. Wilson은 "인간은 다른 생명체에게 본능적 애착을 가진다"라고 말한다. 인간에게는 다른 생명체를 향한 타고난 감정적 연대가 존재한다는 것이다. 인간은 지구상에 출현하는 동시에 자연과 함께해 왔으므로 자연 친화적 성향이 인간의 DNA에 내재돼 있다는 것이 그의 주장이다.

인간이 다른 생명체를 사랑하는 것은 본능이라고 말하는, 이 낭만적이고 동시에 과학적인 이론을 '바이오필리아Biophilia'라고 한다. 생명을 뜻하는 'bio'와 그리스어로 사랑을 뜻하는 'philia'를 결합한 용어로, 바이오필리아는 인간의 마음과 유전자에 자연에 대한 사랑과 회귀 본능이 각인돼 있다고 설파한다. 인간이 다른 생명체에게 애정을 갖고 가까이 지내는 것은 타고난 본능이라는 것이다. 이를 우리말로는 '녹색 갈증'이라고 한다.

인간 최초의 에덴동산, 사바나

인간은 자연에서 태어나고 자연 안에서 살아가기에 항상 자연환경과 밀접한 관계를 맺어왔다. 아주 오랜 시간 자연에서 직접 먹을 것을 찾고 채집하고 무리 지어 사냥하며 생존해 왔다. 아무리 과학이 발달했어도 우리가 살아가기 위한 자원은 여전히 자연에서 나온다. 에드워드 윌슨은 인류가 아주 오랜 세월 사방이 트인 초원에서 살아온 만큼 우리 뇌가 그때 그 시절의 감각을 여전히 간직하고 있다고 보았다. 오랜 세월 축적된 경험과 기억이 유전자를 통해 대물림되고 있는데, 우리가 주변 곳곳에 식물을 두고 바라보는 것도 그 무의식의 발로인 것이다.

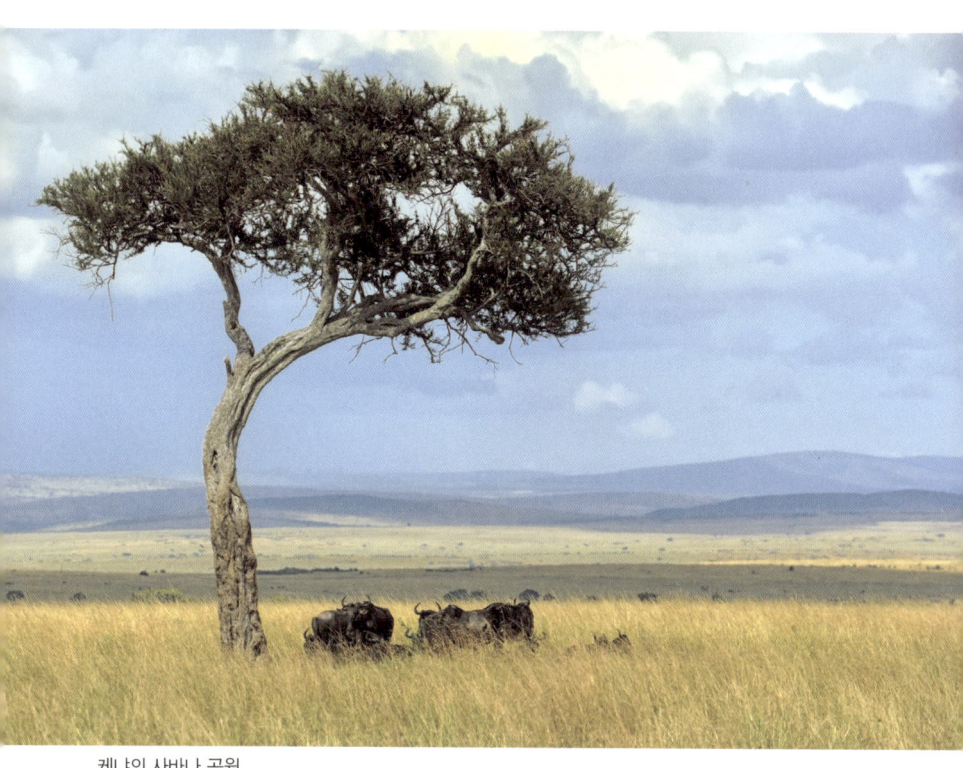

케냐의 사바나 공원

학계에서는 인간이 본능적으로 찾는 환경의 원형으로 사바나를 꼽는다. 최초의 인류가 태어나고 살던 곳으로 추정되는 아프리카 사바나는 키 큰 풀이 사방을 뒤덮고 나무가 드문드문 보이는 대평원이다. 사바나에서 인간은 두 발로 자유롭게 이동하며 대평원의 언덕에 올라 자신을 위협하는 동물을 정찰하고, 사냥감을 찾고, 열매를 따 먹으며 종족을 번식시켰다.

그러고 보면 우리가 파라다이스라 일컫는 에덴동산 역시 동식물이 가득한 사바나다. 성경의 창세기에는 하나님이 하늘과 땅과 빛과 물을 창조한 다음 "땅은 푸른 싹을 돋게 하여라. 씨를 맺는 풀과 씨 있는 과일나무를 제 종류대로 땅 위에 돋게 하여라" 하며 풀과 나무를 만들었는데, 그곳이 인간이 최초로 거주한 에덴동산이다. 진화론적으로 고찰한 인간과 사바나의 관계에서도 결론은 다르지 않다. 학계는 현생인류의 조상인 호모사피엔스가 아프리카에서 출발했다는 것을 정설로 받아들인다. 자연과 함께 살아가던 태초의 유전자는 그 어떤 변이도 없이 오늘날에 이르렀으며, 더 이상 사바나에서 살 수 없게 된 현대인은 자신들이 사는 공간에 식물을 들이고 함께 살기로 했다.

인간 본능의 발현

농촌진흥청이 실시한 식물을 활용한 주거 공간이 인간의 심리에 미치는 영향을 묻는 설문조사 결과에 따르면 '식물이 있는 공간에서는 에너지를 회복할 수 있을 것 같다', '식물을 보면 마음이 차분히 가라앉을 것 같다'는 답변이 91.9%를 차지했다. 이를 바이오필리아 이론으로 해석하면, 녹색 갈증은 그날 컨디션에 따라 오락가락하는 기분 탓이 아니라 '인간의 본능'인 것이다.

이러한 본능의 발현은 고층 빌딩과 쇼핑몰 사이사이에 위치한 공원과 길가에 배치된 화단에서도 쉽게 찾아볼 수 있다. 새로 지은 아파트, 백화점, 학교, 사무실, 병원, 관공서 등에 마련된 식물 조경은 현대의 생활 건축에서 가장 중요한 부분을 차지한다. 우리나라뿐 아니라 전 세계 어느 곳이든 대대로 부촌으로 손꼽히는 지역을 떠올려보자. 성 같은 웅장한 저택을 숲처럼 울창한 수목이 둘러싸고 있다.

바이오필리아 이론이 아니더라도 우리는 '자연적'이라는 말을 '본능적'이라는 말과 다름없이 써왔다. 사람들은 본능적으로 집 앞에 작은 화단을 만들고, 넓은 공원을 조성하고, 정원목을 식재한다. 그럴 만한 땅이 없으면 위로 올라간다. 한때 붐이었던 옥상정원은 '의식적'이라기보다 '무의식적'인 본능에 의해 만들어진 산물이다. 창을 열 수 없는 고층 사무실 카펫 위에 잎이 무성한 나무 화분을 기둥처럼 세우고, 창가에 맵시 있게 휜 난초를 올려놓고, 하다못해 주먹만 한 다육식물이나 선인장 화분을 책상 한 귀퉁이에 두기도 한다. 물론 심미적 이유도 있겠지만, 그보다는 몸과 마음에 좋은 것을 가까이하려는 본능적인 행위라는 분석이 더 정확할 것이다. 심지어 식물을 보면서 기분 좋다고 인지하는 것조차 유전자에 의해 저절로 일어난 일인지도 모른다. '생명 사랑' 유전자가 인간의 선택에 강력한 영향을 준 결과인 셈이다.

하지만 현대의 생활 방식은 인간을 자연에서 분리시킨다. 자연과의 단절로 인한 부정적 여파는 끊임없이 우리 삶에 밀려들고 있다. 한때 경제 번영을 의미하던 '도시화'와 '현대화'는 이제 더 이상 긍정적 용어로 분류하기 어려워졌다. 이는 '인공적', '황량한', '비인간적', '디스토피아' 같은 수식어를 동반하기 때문이다. 한마디로 '자연스럽지 못하다'는 의미인 것이다.

자연과 인간의 공존,
바이오필릭 디자인

전 세계에 압도적 IT 네트워크를 구축한 구글의 이스라엘 텔아비브 본사는 책상보다 풀과 나무가 많아 사무실이라기보다는 식물원을 방불케 한다. 사진, 동영상, 문서 같은 자료를 세계 어느 곳에서나 업로드하고 다운로드할 수 있는 공유 폴더 체계를 운영하는 또 다른 IT 기업 드롭박스의 사무실 곳곳에도 커다란 식물이 파라솔처럼 잎을 길게 늘어뜨리고 있다. 세계 최대 온라인 쇼핑몰을 기반으로 콘텐츠 사업까지 확장한 아마존은 아예 도심 한가운데에 열대우림을 만들었다. 2018년 1월 일반인에게 공개된 '더 스피어스 The Spheres'는 아마존의 시애틀 다운타운 본사 옆에 위치한 3개의 유리 돔 형태 사무실을 일컫는다. 돔의 높이는 24~29m이며 규모도 블록의 절반을 차지할 정도이니, 기업명처럼 남미 아마존의 생태를 도심에 재현한 이곳은 거대 온실에 가깝다. 실내에는 50개국에서 온 4만여 그루의 식물을 식재했는데, 그중에는 수령 50년이 넘는 고무나무와 높이 17m에 달하는 무화과나무도 있다. 중앙에 있는 가장 큰 돔의 계단 통로는 아시아의 식충 종을 포함해 2만 5000그루의 식물이 있는 4층짜리 살아 있는 벽으로 덮여 있다. 돔은 낮 시간 동안 22°C의 온도와 60%의 습도를 유지한다.

그러나 더 스피어스는 회의실과 직원 라운지 등 일하는 데 필요한 근무 환경이 조성된 엄연한 업무 공간이다. 물론 그 회의실도 숲속 오두막처럼 자연 친화적 디자인을 철저히 반영했지만 말이다. 아마존 부사장 존 쇼틀러John Schoettler는 더 스피어스 오프닝 행사에서 "직원들이 협력하고 혁신할 수 있는 새로운 공간이 필요했다. 현대 사무실에서 무엇이 빠졌는가? 우리는 잃어버린 요소가 바로 자연에 있음을 발견했다"며 다양한 식물로 둘러싸인 사무실을 설계한 이유를 밝혔다.

자연 요소와 인공물의 만남, 바이오필릭 디자인

장소는 저마다 목적에 맞는 양식을 지니고 있다. 카페는 바쁜 하루의 쉼터가 될 수 있도록 아늑한 분위기를 연출하기 마련이고, 음식점은 서비스하는 메뉴에 따라 테이블의 개수와 조도를 달리한다. 같은 학교 시설일지라도 초·중·고등학교가 다르다. 초등학교는 10세 전후 아이들에게 어울리는 밝고 명랑한 색감이 도드라지는 반면, 중·고등학교는 보다 차분한 면학 분위기를 조성하는 데 중점을 둬 설계한다. 병원, 사무실, 상점, 미술관, 박물관, 도서관, 체육관 등 모두 각각의 목적을 바탕으로 건물의 내외관을 단장한다.

건물은 저마다의 쓰임과 특성에 맞게 다양성을 추구한다. 그리고 그 진화에는 공통점이 있다. 바로 인간의 녹색에 대한 갈증이다. 머무는 시간에 상관없이 사람이 지내는 공간에 자연과 인간을 연결하는 바이오필리아 이론을 적용하는 건물이 많아진 것이다. 남들이 보기 좋다고 하니 혹은 식물 애호가라서 사무실 한편에 화분을 들이는 정도가 아니라 자연 그 자체 또는 자연과 같은 프로세스와 패턴을 도시환경, 실내, 제품 등 다양한 분야에 적용해 자연에 끌리는 인간의 타고난 마음을 담는다. 이렇듯 자연 요소를 인공물에 적용하는 디자인 기법을 바이오필릭 디자인Biophilic Design이라고 한다. 공간, 사람, 자연을 유기적으로 연결함으로써 생산성을 증진하고 웰빙에 기여하며 공간에 대한 긍정적 애착을 일으키는 것이 바이오필릭 디자인이 추구하는 것이다.

바이오필릭 디자인의 선구자이자 생태학자 스티븐 켈러트Stephen R. Kellert는 인간의 생명 사랑에는 유전적으로 약한 성향이 있으므로 문화적 강화와 훈련이 필요하다고 말했다. 그는 건축물에서 자연을 인간의 욕구를 충족하는 방향으로 이용하는 프레임 워크를 개발했다. 그가 규정한 바이오필릭 디자인 요소는 세 가지다. 자연광, 공기, 물, 불, 식물, 동물, 날씨, 자연경관, 생태계 같은 자연을 직접 체험하는 '직접적 자연 체험Direct Experience of Nature'이 첫 번째다. 두 번째는 '간접적 자연 체험Indirect Experience of Nature'으로 자연 이미지·재료·색채, 자연적 모양과 형태, 자연의 기하학과 생태 모방 등 자연을 묘사한 각종 사물을 디자인에 활용하는 것이다. 마지막은 전망과 은신처, 이동성과 길 찾기, 공간의 문화적·생태적 애착을 경험하는 '공간과 장소의 체험Experience of Space and Place'이다. 공간 구획 혹은 중심 통합, 데크·문·아트리움·현관 등 공간 전환을 할 경우 반드시 인간의 휴식과 웰빙을 염두에 둔다.[1]

과학으로 밝혀진
식물의 비밀

바이오필리아 이론이 어느 정도 설득력을 얻었더라도, 식물이 자연으로 향하는 인간의 본능을 충족시키는 것 이상으로 인간의 건강에도 긍정적 영향을 미친다는 에드워드 윌슨의 주장은 어떻게 받아들여졌을까? 그가 이 같은 주장을 내세우면서 식물이라는 생명체를 바라보는 사람들의 시선과 관점에 일대 변화가 일어났다. 과학적 전환이자 인류의 새로운 발견이었다고 할까?

　이후 오늘날의 과학기술은 식물을 통해 생명 사랑 유전자의 비밀을 파헤칠 수 있을 만큼 발전했다. 반세기 동안 끊임없이 관찰과 실험을 반복하면서 인간에게 왜 식물과 함께하는 공간이 필요한지를 계속 증명해 냈고, 식물과 인간 두뇌 사이에 과학적 연대가 이루어진다는 사실을 확인할 수 있었다. 자연과 인간 간 교감이 주관적 감정이나 개인적 성향 문제가 아니라 숨을 쉬고 걷는 것처럼 신체 구조에서 비롯된 당연한 결과라는 것을 말이다.

식물과 인간의 보이지 않는 연결 고리

영국의 한 연구소는 도심에서 녹지가 많은 지역으로 이주한 사람들의 정신 건강을 1년 동안 추적했다.[2] 연구팀은 실험 대상자들이 오전에는 꽃과 풀이 흐드러진 정원을 가꾸고 집 안에도 화분을 들여 어디서든 녹색식물을 볼 수 있게 했다. 24시간이 모자랄 만큼 쫓기는 바쁜 일상 대신 자연의 속도에 맞춰 살아가는 환경에서 이주민들의 정신 건강은 1년 사이 눈에 띄게 개선되었으며, 이후에도 약 2년 동안 유지된 사실이 밝혀졌다.

  한편 일본의 한 연구소에서 실시한 실험은 보다 과학적인 데이터를 제시한다.[3] 인간과 자연의 근원적 애정의 실체를 확인하기 위한 실험으로, 도심에서 받은 스트레스를 해소하기 위해 숲속에서 '신린요쿠 しんりんよく'라는 산림욕을 실시했다. 참가자들은 각종 나무껍질과 열매가 바스러진 산길을 밟고 하늘 높이 솟은 나무를 바라보며 모처럼 고즈넉한 순간을 만끽했다. 식물과 몸과 마음의 보이지 않는 연결 고리는 신체 변화를 측정한 수치를 통해 확인할 수 있었다. 숲에 있는 동안 실험 참가자의 스트레스에 반응해 분비되는 호르몬인 코르티솔의 농도와 혈압이 현저히 낮아지고, 맥박수도 크게 떨어

졌다. 또 안정적 상황에서 분비되는 부교감신경의 활성이 증가한 반면, 위급한 상황이 닥치면 순식간에 긴장도를 높이는 교감신경의 활성은 감소했다. 실험 참가자들은 숲속에서 만성적 긴장, 우울, 분노, 피로, 혼란 등이 잠시나마 해소되고 가슴이 뻥 뚫리는 시원함을 느꼈다고 한다.

집중력이 필요한 일일수록 휴식이 필요하다

숲이 인간을 회복시키는 매우 좋은 환경이라는 실험 결과는 미시간대학교 교수이자 부부 환경심리학자인 스티븐 캐플런Stephen Kaplan과 레이철 캐플런Rachel Kaplan에 의해 이론으로 정립되었다. 두 사람은 1989년 저서 〈자연에서의 경험The experience of nature: A psychological perspective〉을 통해 자연에서 시간을 보내면 노력하지 않아도 자연의 부드러운 자극에 노출돼 피로한 뇌가 회복되고, 이로 인해 자연스럽게 집중력이 높아진다고 주장했다. 이른바 주의력회복이론Attention Restoration Theory이다.

일반적으로 사람들은 자의든 타의든 무엇인가에 집중할 때 이와 관련이 없는 감정과 생각을 최대한 억제하려고 노력한다. 이렇듯 고도의 집중력을 발휘해 주의를 통제하는 일은 뇌의 피로를 유발한다. 따라서 주의 통제 시간이 길어지면 집중하려고 애쓰는 노력이 오히려 역효과를 낳는다. 그 결과 집중력이 저하되면서 업무 생산성과 효율성이 떨어지고, 스트레스로 인해 신체가 반응하는 악순환이 일어난다.

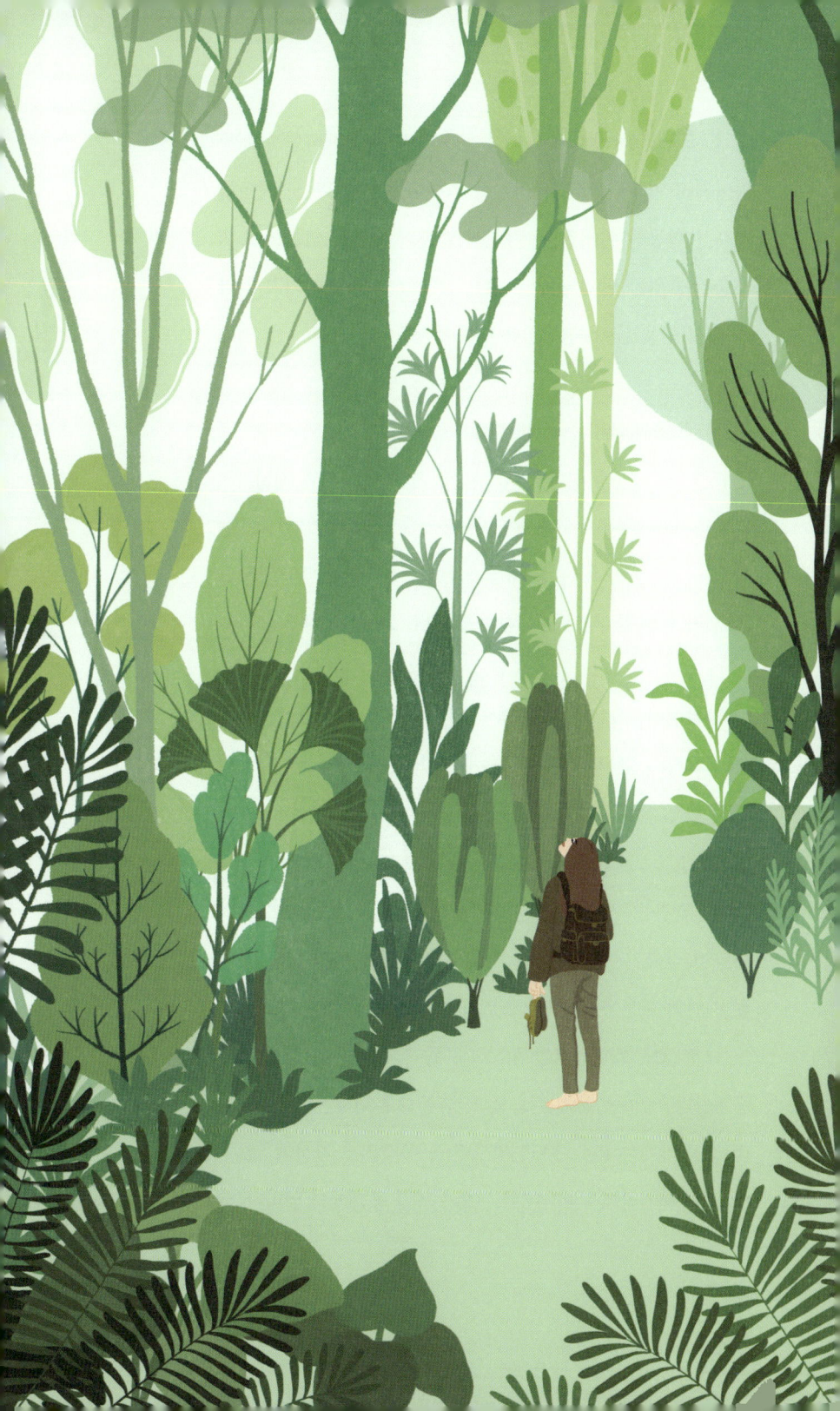

이럴 때 자리를 박차고 일어나 주변 공원을 산책하면 머리가 맑아지고 기분이 한결 나아짐을 느낀다. 산책 후에도 개운한 기분은 한동안 이어진다. 자연이 일종의 배터리 역할을 하며 재충전 효과를 발휘하는 것이다. 산책할 상황이 여의치 않다면 잠시 눈을 들어 녹음 짙은 창밖이라도 바라보자.

자연을 접했을 때 일어나는 놀라운 변화

자연환경을 접했을 때 따라오는 긍정적 효과는 의학 저널 〈의학보조치료Complementary Therapies in Medicine〉(2020)에도 발표된 바 있다.[4] 연구진은 실험 대상자들에게 자연에서 걷기, 자연의 소리 듣기 등 자연을 체험하게 했다. 그 결과 일주일간 최소 30분 이상 녹지 공간을 찾은 대상자의 고혈압 발생 비율이 낮아졌다. 실험 대상자 중 녹지 비율이 높은 지역에 거주하는 사람이 보인 변화의 폭은 더욱 주목할 만하다. 녹지 공간을 25% 늘렸더니 스트레스 호르몬인 코르티솔의 농도가 떨어졌고, 스트레스 지수도 더 큰 폭으로 감소했다. 심지어 자연환경을 응시하는 것만으로도 대상자의 근육 긴장도와 혈압이 낮아져 자율신경계가 안정되는 것을 확인했다. 이처럼 자연의 힘은 신체 내부에 분명한 변화를 일으킨다.

핀란드 보건복지연구소 연구팀이 실시한 연구 결과도 흥미롭다.[5] 연구팀은 핀란드의 가장 큰 3개 도시인 헬싱키, 에스포, 반타에서 1만 6000명의 주민을 무작위로 차출해 5월부터 9월 사이 집에서 반경 1km 이내 녹지 공간에서 얼마나 자주 시간을 보내거나 야외 운동을 하는지 정보를 수집했다. 이들이 항우울제나 항불안제 같은 정신질환약, 혈압약, 천식약을 복용하고 있는지도 조사했는데, 그 결과 녹지 방문과 약물 복용 사이에 유의미한 상관관계가 있는 것으로 나타났다.

주 1회 미만으로 녹지 공간을 방문하는 사람에 비해 주 3~4회 방문자는 정신 건강 관련 약물을 복용할 확률이 33%, 혈압약을 복용할 확률이 36%, 천식약을 복용할 확률이 26% 낮은 것으로 확인되었다. 집 근처 공원만 다녀도 정신 건강 문제나 약물에 의존할 가능성을 크게 낮출 수 있다는 것이다. 연구팀은 이 연구 결과를 국제 학술지 〈직업환경의학회지 Annals of Occupational and Environmental Medicine〉에 게재했으며, 주민 건강 증진을 위해 도시설계 시 녹지 공간을 확대할 것을 제안하기도 했다.[6]

사람들은 입버릇처럼 집, 회사 혹은 학교를 오가는 삶을 두고 "다람쥐 쳇바퀴 도는 듯한 일상"이라고 표현한다. 그러고는 말미에 "은퇴하면 전원주택에서 여유롭게 사는 것이 꿈"이라고 덧붙이곤 한다. 심지어 전원생활에 대한 환상이 없는 사람조차 무의식적으로 이런 말을 내뱉는다. 바이오필리아 이론에서 살펴보면, 우리가 이러한 공통의 희망을 품는 이유를 짐작할 수 있다. 이 또한 자연과의 연계를 좇는 인간의 본능적 갈망인 것이다. 자연은 그저 보는 것만으로도 사람들을 끌어들이는 힘이 있다. 물론 인간에게 매우 이로운 힘이다.

인간과 정원의 깊은 유대, 홀토필리아

바이오필리아는 인간과 자연의 깊고 오랜 관계를 개념화한 이론이다. 하지만 이를 어떻게 받아들여야 할지 막막한 것이 사실이다. 과연 바이오필리아를 우리 일상에 어떻게 적용해야 할까? 집 안에 화분을 들이기만 하면 되는 걸까? 시간 날 때마다 공원을 산책하고, 주말이면 야외로 나가는 것으로 충분할까?

바이오필리아라는 거대한 바다에서 위치와 방향을 제시하는 일종의 부표 역할을 하는 것이 바로 홀토필리아 Hortophilia다. 원예를 뜻하는 홀티컬처 horticulture와 바이오필리아 Biophilia의 합성어인 홀토필리아는 말 그대로 바이오필리아에 정원 가꾸기라는 직접적 행위를 더한 개념을 의미한다. 홀토필리아는 영국 뇌신경학자 올리버 색스 Oliver Sacks에 의해 널리 알려졌다. 인간의 자연과 생명에 대한 본능적 애착에서 더 나아가 인간과 정원의 깊은 유대를 설명하며 홀토필리아라는 용어를 사용한 것이다. 그의 주장에 따르면 이 끈끈함은 인간이 자연과 교감하려는 욕구이자 정원을 아끼고 돌보는 행위, 시들어 잎이 축 늘어진 화분에 물을 주고 싶은 마음으로 표현된다. 즉 태생적으로 자연을 사랑하도록 태어난 인간이 식물을 가꾸는 것은 본능이고 욕망이라는 말이다.

올리버 색스도 자연이 정신적, 심리적 측면은 물론 육체적, 신경학적 건강에 영향을 미친다는 데 동의했다. 그러면서 우리 삶에 정원의 필요성을 설파했다. 그는 자신의 저서에서 50년간의 뉴욕 생활을 버티게 해준 것은 '식물원'이라고 회고했다. 시간이 날 때마다 환자들을 정원으로 이끌었다는 그는 만성 신경질환 환자를 위한 단 두 가지의 비약물 치료법으로 '정원'과 '음악'을 꼽았다.

정원을 가꾸면 일어나는 변화

정원에서 식물을 돌보는 일이 어떤 생명을 내 삶에 들여놓는다는 의미라면, 식물을 아끼고 가꾸는 일이 생명을 책임지는 일이라면, 사람이 살아가는 존재의 이유가 될 수 있다. 인간이 경험할 수 있는 최대치의 책임감이자 성취는 아이를 낳고 기르는 일이라고 하는데, 식물을 가꾸면서 얻는 만족감과 행복 또한 이와 유사한 감정이라고 볼 수 있다. 다 키운 자식을 품에서 떠나보낸 후 마음이 허해진 노부부가 화분에 물을 주고 돌보며 다시 활기를 찾고, 핵가족인 데다 팬데믹까지 겹쳐 타인과의 교류에 더 큰 어려움을 겪고 있는 아이들은 식물을 키우며 생명과 교감하고 그 소중함을 배운다. 게다가 식물 가꾸기는 감각적 인지 행위와 적극적 신체 행위로 구성된다는 사실에 주목해야 한다. 스스로 몸을 움직이는 행위는 생명에 대한 애착을 견고히 할 뿐 아니라 육체적 건강까지 지켜준다. 실제로 식물 가꾸기는 숲 테라피, 정원 테라피, 꽃 테라피 등 다양한 치유 활동으로 분류해 활용되고 있다.

즉 홀토필리아는 자연을 자주 접하고 식물을 가까이 두는 것만으로도 인간에게 긍정적 영향이 미친다는 바이오필리아 이론을 넘어서는, 보다 적극적이고 행동적인 이론이다. 집을 옮길 때마다 정원을 가꿨다는 헤르만 헤세 Hermann Hesse 는 이렇게 말하곤 했다.

"정원은 나에게 무한히 많은 것들을 부여해 준다. 정원 속 경치는 수년간 밤낮으로 매시간, 어떤 계절이든 어떤 날씨든 가리지 않고 나에게 친밀한 감정을 불러일으키기 때문이다. 그곳에서 자라는 모든 나무가 잎사귀와 꽃을 피우고 열매를 맺는 모습은 물론, 성장하고 소멸해 가는 과정을 나는 이미 잘 알고 있다. 그 모든 것들이 내 친구다."

가드닝의 영향력에 대한 논의 확산

홀토필리아의 사례는 우리 일상에서도 어렵지 않게 찾을 수 있다. 가드닝의 긍정적 영향력을 본능적으로 깨달은 사람들은 아파트 베란다 한편에 텃밭을 만들거나 집 안 곳곳에 화분을 둔다. 스스로를 가드너라고 말하는 사람들은 식물이 마음을 편안하게 해주고 행복감을 안겨준다고 입을 모은다. 가느다란 가지에 힘껏 매달린 열매와 꽃 한 송이는 학업과 일에서 얻는 것 못지않은 성취감을 선물한다는 것이다. 레이철 캐플런은 "가드닝은 자연을 경험함으로써 얻을 수 있는 정신적 이득을 이해하는 것에 대한 훌륭한 출발선이 된다"라고 말했다. 의식적으로 애써 노력하지 않아도 정원을 가꾸면서 자연스럽게 주의력을 회복하고 향상시킬 수 있다는 것이다.

최근 들어 우리 일상과 건강을 자연과 접목하려는 움직임이 개인은 물론 사회 전반에서 일어나고 있다. 여기서 주목할 점은 식물을 옆에 두고 가꾸는 행위만으로 그치지 않는다는 것이다. 식물을 매개로 마음뿐 아니라 몸을 재건하고자 하는 구체적 방법이 논의되고 있다. 이는 식물이 주는 정서적 위안을 넘어 식물을 통해 몸과 마음의 건강에 실질적이고 긍정적인 변화를 가져오도록 만드는 것이 목적이다. 그런데 식물의 효능이 과학적으로 밝혀질수록 놀랄 만한 사실이 있다. 고대부터 인류는 본능적으로 식물의 이런 힘을 알고 이를 치유의 영역에서 다양하게 활용해 왔다는 것이다.

화가, 식물로
마음을 치유하다

화가에게 식물은 영감의 원천이었다. 그중 빈센트 반 고흐 Vincent Van Gogh와 클로드 모네 Claude Monet는 식물 사랑이 유난했던 대표적인 화가다. 고흐는 빛과 바람에 의해 변하는 꽃과 나무에 슬픔과 외로움, 그리고 마지막까지 놓을 수 없었던 절실한 희망을 담았다.

고흐는 평소 존경해 마지않던 폴 고갱 Paul Gauguin을 위해 그린 해바라기 작품 7점을 남겼는데, 짙은 노란색으로 칠한 시들어 처진 해바라기는 그림에서조차 숨길 수 없는 그의 폭발할 듯한 내면과 예술적 욕망을 그대로 투영한 것처럼 보인다. 고흐의 예술적 영감을 자극한 것은 해바라기만이 아니다. 밀과 사이프러스는 그가 해바라기 못지않게 자주 그린 식물이다. 특히 불꽃처럼 솟아오르는 사이프러스는 고흐 작품의 또 다른 표

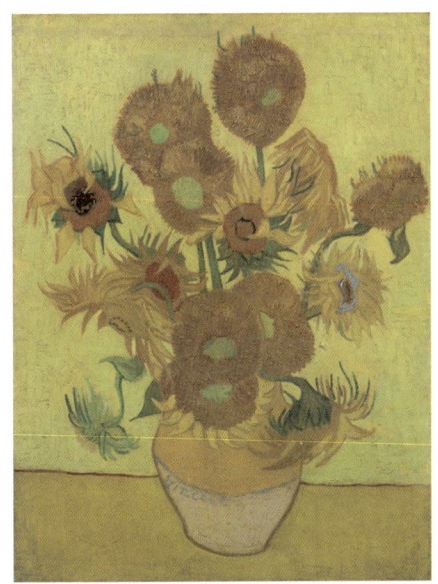

'해바라기'(1889년), 반 고흐 미술관 소장품

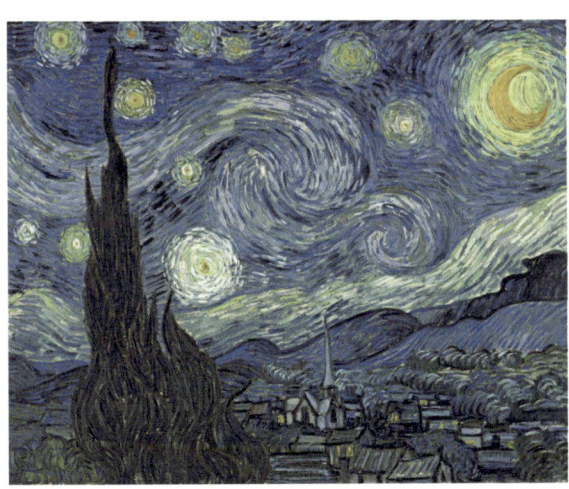

'별이 빛나는 밤'(1889년), 뉴욕 현대미술관 소장품

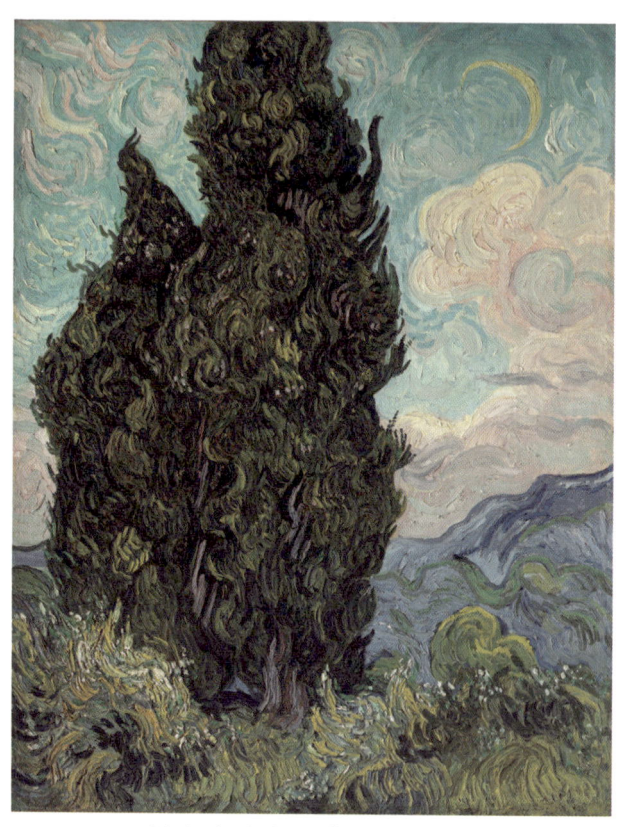

'사이프러스가 있는 밀밭'(1889년), 메트로폴리탄 미술관 소장품

식이라 할 수 있다. 그의 대표작 중 하나인 '별이 빛나는 밤' 속 밤하늘을 향해 꿈틀거리듯 치솟는 나무가 사이프러스다.

 모네는 아예 정원을 직접 가꿨다. 마흔이 넘어 파리 근교의 마을 지베르니로 이사한 그는 그곳에서 죽을 때까지 식물을 그리고 정원을 가꾸며 살았다. 그래서 사람들은 그의 이름 앞에 화가가 아닌 '정원사'라는 수식어를 붙이기도 했다. 꽃의 색감은 물론 크기와 높이까지 고려해 캔버스에 그림을 그리듯 일년생식물과 다년생식물을 골고루 심은 그의 정원은 철철이 다양한 색채를 뿜어내 '팔레트 정원'이라고도 불렸다. 그의 대표작 '수련' 연작도 이 정원에서 탄생했다. 모네는 2000여 점의 유화를 남겼는데, 그중 250여 점이 지베르니의 수련 연못을 그린 작품이다. 정원을 가꾸면서 그 아름다움을 화폭에 재현하기 위해 노력한 모네는 말년에 "식물의 색감을 그림에 온전히 담기란 불가능하다"라는 말을 남겼다.

꽃과 나무에서 얻은 위로와 치유

지독히도 식물을 사랑했던 이들의 또 다른 공통점은 정신적으로 문제가 있었다는 것이다. 스스로 귀를 자르고 권총 자살로 생을 마감한 고흐의 말년은 세계에서 가장 유명한 비운의 스토리로 남았다. 생전 고흐는 자신의 작품을 인정받지 못했다는 좌절과 자신을 아껴준 사람들조차 견디기 힘들었던 격정으로 극도의 외로움에 시달린 것으로 보인다. 모네 역시 평생 우울증을 앓았다. 생을 마감할 무렵에는 백내장으로 인한 고

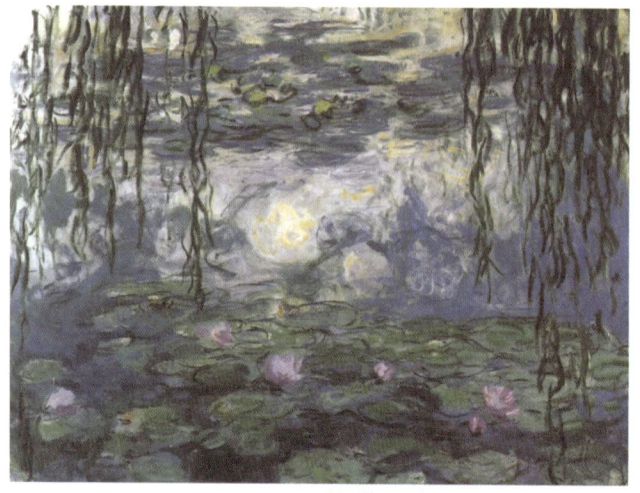

'수련'(1915년), 노이에 피나코테크 소장품

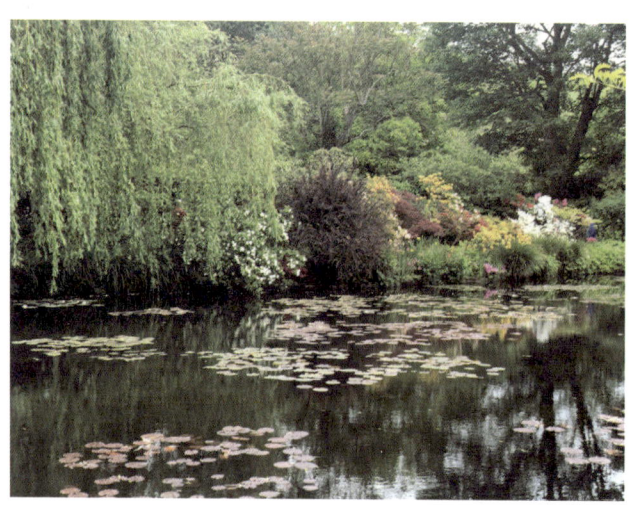

지베르니에 있는 모네의 연못 정원

통이 더욱 극심했다. 뿌옇게 아른거리는 수련과 연못의 그림자는 점차 시력을 잃으면서 표현된 형태와 색채다. 각자의 사정과 질환은 달랐으나 창작의 고통과 자신과의 싸움은 두 예술가의 고통을 가중시켰을 것이다.

고흐와 모네는 왜 그토록 꽃과 나무에 강한 애착을 보인 것일까? 사람은 몸과 마음이 힘들면 본능적으로 자연을 찾는다. 휴양의 사전적 의미는 '편안히 쉬면서 몸과 마음을 보양함'이다. 굳이 바이오필리아 이론을 상기하지 않더라도 자연에서 편안함을 느끼는 것은 인간의 본능이다. 아마 두 화가의 눈과 붓도 고통에서 벗어나기 위해 본능적으로 식물을 찾아다녔을지 모른다. 예술적 욕망과 더불어 식물을 보고 가꾸며 치유되기를 바라는 간절함이 있었을 것이다.

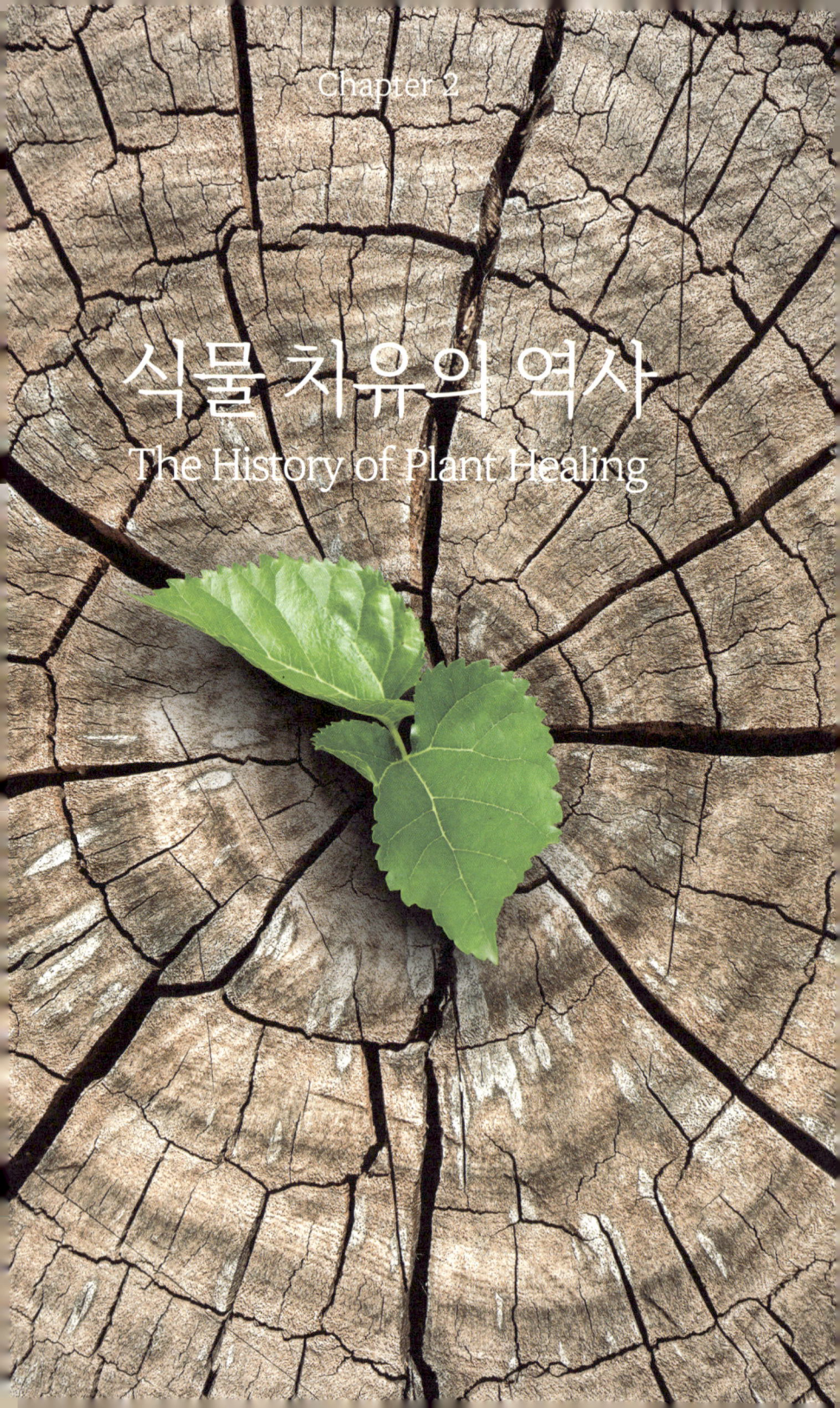

식물과 인간, 환경에 대한 연구는
원예의 개념을 확장했다.
사람들이 식물의 생산적, 미적 가치를 넘어
자연과 인간의 오랜 연대에
주목하기 시작한 것이다.

신화에서
의학, 심리학 영역으로 들어온 원예

국립국어원 표준국어대사전에 따르면 원예란 채소, 과일, 화초 따위를 심어 가꾸는 일이나 기술을 일컫는다. 지구상에 농경문화가 시작된 것은 대략 신석기시대 후반으로 알려져 있다. 땅을 일구자마자 원예의 치유 능력이 생존에 꼭 필요한 열매만큼 가치를 인정받았는지는 알 수 없지만, 고대인이 식물과 원예의 힘을 발견하기까지는 그리 오래 걸리지 않은 것으로 보인다. 이는 여러 사료를 통해 확인할 수 있다. 고대 이집트에서는 치료와 회복을 위해 환자에게 정원을 산책하도록 했다고 한다. 중세 시대 유럽의 병원에서 환자의 정원 산책이 치유에 도움이 됐다는 사료도 여기저기서 발견된다.

    우리나라 단군신화에는 쑥과 마늘만 먹고 사람이 된 곰의 이야기가 나온다. 100일 동안 꾸준히 먹을 수 있을 만큼의 쑥과 마늘을 확보하려면 어느 정도 원예 활동이 필요했을 것이다. 게다가 비록 신화이지만 곰을 사람으로 만들어준 것이 고기나 생선이 아닌 식물이라는 점 역시 여러 가지를 시사한다. 당시 사람들은 식물이 몸에 좋다는 것을 알고 있었고, 그중에서도 쑥과 마늘을 명약으로 인지하고 있었음을 추측할 수 있다.

〈삼국사기〉에는 390년 백제 진사왕 6년에 궁실에서 꽃을 가꾸었다는 기록이 나온다. 최소 삼국시대에는 화초를 재배했음을 미뤄 짐작할 수 있다. 18세기 조선 후기에는 화초를 가꾸는 일이 선비들의 취미 생활이었음이 여러 문헌을 통해 확인되었다. 〈다산시문집茶山詩文集〉에는 조선 후기를 대표하는 대학자 정약용이 명례방(지금의 명동)에 거주할 때 마당의 절반에 대나무 울타리를 치고 정원을 만들어 매일 경복궁 조례가 끝난 후 정원을 거닐며 시름을 잊었다는 글이 나온다. 〈임원경제지林園經濟志〉를 저술한 조선 후기의 또 다른 실학자 서유구는 폐병에 걸려 자리에 누웠을 때 창밖의 파초에 떨어지는 빗소리를 듣고 병이 나았음을 알았다는 경험담을 〈풍석고협집楓石鼓篋集〉에 남기기도 했다.

치료 영역에 도입된 원예 활동

과거 기록으로 전하는 원예 활동 사례는 치료 영역이라고 하기보다는 예로부터 전해 내려온 민간요법 정도로 다뤄졌다. 그러다 의학 기술이 고도로 발달하기 시작한 근대와 현대에 접어들면서 미국과 유럽을 중심으로 전통 원예를 이용한 치료법이 점차 전문 분야로 자리매김하게 되었다. 과학 발전으로 오랫동안 이어져온 전통의 가치를 재발견하게 된 것이다. 이는 '원예치료'라고 부르며 심리학, 의학, 경관계획 분야 전문가들의 협업에 의해 본격적으로 연구·개발되었다. 1812년 펜실베이니아대학교 벤저민 러시Benjamin Rush 교수는 들판에서 일하는 정신질환자의 병세가 호전되는 것을 발견하고 "땅파기 등 원예 활동이 정신질환 치유에 효과가 있다"는 연구 결과를 발표하기도 했다.[7]

원예 활동이 본격적으로 치료의 영역에 도입된 계기는 제2차 세계대전이다. 상이군인 수용 시설에서 재활치료나 직업훈련에 원예 활동을 이용한 것이다. 전쟁에서 부상한 군인들은 땅을 고르고 씨앗을 뿌리고 싹을 틔우며 몸에 난 상처는 물론 마음의 상실감까지 회복했다. 그뿐 아니라 원예 활동으로 새로운 신체 부위를 연마하고 기술을 터득함으로써 사회 복귀에 도움을 받을 수 있었다.

군인들의 사례를 통해 신체적·정신적·사회적 효과를 입증한 원예치료법은 이후 병원 재활치료의 한 분야로 자리 잡았다. 미국 캔자스주 토피카에 위치한 정신병원 매닝거 클리닉과 뉴욕대학교 랭곤 의료센터 산하의 러스크 재활의학 연구소가 대표적이다. 대학에서도 원예치료에 관심을 가지기 시작했다. 1950년대 미시간주립대학교에서 원예치료 전문가를 처음으로 배출했는가 하면, 1971년에는 캔자스주립대학교 학부 과정에 원예치료 전공 프로그램이 개설되었다.

스티븐 캐플런 등 심리학자들은 원예가 인간 심리에 미치는 영향에 대한 연구를 통해 원예 활동이 자신감을 높여준다는 사실도 확인했다. 원예치료의 정의와 모델을 처음 제시해 훗날 '원예치료의 어머니'로 불린 다이앤 렐프 박사는 1989년 버지니아공과대학교에서 소비자 원예에 관한 학제 간 연구팀을 결성해 본격 연구에 들어갔다. 이 연구팀은 1990년 '인간의 행복과 사회 발전에 대한 원예의 역할'이라는 주제의 심포지엄을 개최했는데, 이 심포지엄은 식물을 가꾸는 일이 인간의 건강과 생활, 복지의 질적 향상을 가져온다는 패러다임을 제시하는 시작점이 되었다.

식물이
사회적 인간을 만든다

식물과 인간, 환경에 대한 연구는 원예의 개념을 확장했다. 채소와 과수, 화훼 등을 생산하는 전통 원예에서 건강과 환경 회복을 위한 식물 가꾸기와 정원, 화단, 꽃꽂이 등 생활원예로 범위가 넓어졌고 점차 개인 및 지역사회의 복지 그리고 건강 및 환경 회복을 위한 도시원예, 환경원예, 원예치료 등으로 세분화되며 사회원예로 재정의되는 발판을 마련했다. 사람들이 식물의 생산적, 미적 가치를 넘어 자연과 인간의 오랜 연대에 주목하기 시작한 것이다.

    사회원예는 우리 삶과 환경의 일부분에 식물이 자리 잡고 있다는 개념을 바탕으로 원예를 통한 인간의 건강과 삶의 질 향상에 초점을 맞춘다. 원예는 수렵, 채집에 이어 인류의 생존을 책임졌던 가장 근본적이고 익숙한 행위다. 오랜 시간 인간과 식물은 기능적, 예술적, 환경적, 과학적으로 서로 영향을 주고받아 왔다. 도시화, 산업화, 탈자연화된 사회에서 이 자연주의적 사회원예가 새삼 주목받게 된 것이다. 즉 사회원예는 아름다움, 삶의 질, 건강과 치유, 환경 개선, 회복 같은 인간의 삶에서 식물을 필요로 하는 모든 것을 포함한다. 사회·문화·교육·환경·경제·역사적으로 원예가 인간과 어떻게 관계를 맺어왔는지 고찰하고 이를 인간의 삶과 건강에 적용하는 것이 바로 사회원예다.

식물의 생장을 통해 인간의 삶을 돌아보다

사회원예의 한 부분인 원예치료는 식물을 매개로 하는 보완·대체 치료다. 식물을 매개로 하기에 가장 자연스러우면서 손쉬운 치료법이라 할 수 있다. 누구나 화분 하나 정도는 큰 고민 없이 키울 수 있지 않을까? 물론 식물 또한 돌봄이 필요하지만 강아지나 고양이 같은 포유동물에 들이는 시간과 노력에는 비할 바가 아니다. 그만큼 시행착오에 대한 부담도 적은 편이라 상대적으로 가볍게 시작할 수 있다. 그렇다고 식물을 통해 느낄 수 있는 생명의 경이로움이 희석되는 것은 아니다. 수명이 다를 뿐 시간의 흐름에 따라 생장하고 개화하고 결실을 보는 식물의 생은 인간의 성장 그래프와 같은 형태를 그린다. 우리가 식물을 보고 가꾸면서 공감과 위로를 얻는 이유다.

　　생명체의 특징적 변화를 직접 목격한다는 것은 우리가

생각하는 것보다 훨씬 큰 의미를 갖는다. 직접 식물을 키워본 경험이 있는 사람에게는 식물이 자라며 시시각각 선사하는 촉각, 미각, 시각, 후각, 청각의 공감각이 두고두고 남는다. 식물을 가꾸려 노력하다 보면 자연스럽게 애정이 생기고 정서적 유대감이 형성된다. 쏟은 정성만큼 식물의 줄기가 단단해지고 잎이 날로 두꺼워지는 모습을 보면 마음이 뿌듯해진다. 계절의 변화 속에서 꽃과 열매라는 결실을 볼 때의 기쁨은 감동에 가깝다. 이를 통해 뭐든 해낼 수 있다는 자신감이 생기고, 스스로를 돌아보며 삶의 의지를 다시 다지게 된다.

사회원예의 메커니즘

이처럼 식물을 돌보면서 느끼는 행복은 내 안에서 끝나지 않는다. 생명을 키우는 일에 정답이 없기에 궁금증이 생기고, 그 속에서 얻는 보람과 고민을 자연스레 누군가와 나누고 싶어진다. 실제로 웹상에는 육아 커뮤니티, 반려동물 커뮤니티 못지않게 식물 커뮤니티도 쉽게 찾아볼 수 있다. 왜 잎이 시들한지, 꽃은 언제 피는지, 성공적인 분갈이 노하우는 무엇인지 등을 묻고 답하며 타인과 교류하다 보면 자연스레 친분이 쌓인다. 식물을 키운다는 공통점 하나로 이야깃거리가 샘솟고, 즐거운 마음으로 기꺼이 수확한 열매를 나누기도 한다. 식물 가꾸기가 사회적 활동이 될 수 있는 이유는 바로 이런 관계 형성에 있다. 현재 내 상황이나 사회적 지위와 상관없이 구성원으로서 가치를 인정받는다는 안도감을 갖게 하기 때문이다. 이는 사회생활을 하면서 얻는 성취감이나 충만함과 비슷한 감정이다.

다이앤 렐프 박사는 사회원예의 메커니즘을 이렇게 설명했다. "원예는 생존에 불가결한 먹을거리를 획득할 수 있어 육체적 건강을 유지할 수 있고, 식물과 함께하는 환경을 통해 생리적 안정을 얻을 수 있으며, 생명을 기르는 본능이 충족돼 심리적 건강을 챙길 수 있고, 마지막으로 재배 활동을 통해 타인과 교류하면서 사회적 건강을 다질 수 있다."

도시농업의 또 다른 이름,
치유농업

사실 우리는 오래전부터 원예 활동의 이점을 막연하게나마 알고 있었다. 그렇기에 최첨단 기술이 사회를 이끄는 현대에도 사람들은 아파트 베란다나 건물 옥상에 방울토마토와 고추를 키우고, 공공 텃밭이나 휴경지에 배추, 무, 파 등 농작물을 심어 가꾸며 도시 농부를 자처하는 것이 아닐까? 이렇게 도시라는 공간에서 실천하는 농업을 '도시농업'이라 일컫는다.

    도시농업법은 도시농업을 '도시 지역에 있는 토지, 건축물 또는 다양한 생활 공간을 활용해 농작물을 경작 또는 재배하는 행위, 수목 또는 화초를 재배하는 행위, 양봉을 포함해 곤충을 사육하는 행위'라고 정의하고 있다. 도시와 농업 각각의 의미를 떠올려보면 이 용어가 얼마나 상충된 것인지, 그래서 두 의미의 간극만큼이나 현대에 원예와 식물의 필요성이 얼마나 절박한지를 역으로 실감할 수 있다.

따라서 도시농업을 단순히 경작 활동의 카테고리에 한정하는 것은 여러모로 맞지 않다. 농업사회에서는 원예가 생업이었다면, 현대에 원예는 인간의 자발적 의지와 본능이 만들어낸 새로운 차원의 산업이다. 현대의 도시농업은 농업 활동의 다원적 기능을 활용한 생태교육, 환경보호, 공동체 활성화, 여가 선용 및 건강 유지, 공휴지 재이용, 안전한 먹거리 생산, 생태 지향적 농업교육, 환경보전 등 그 목적과 가치가 점점 다양해지고 있기 때문이다. 도시 거주민은 도시농업을 통해 경제적·사회적·문화적·환경적 유익을 얻으며 삶의 질을 높일 수 있다. 그 과정에서 필수불가결한 도시와 농촌의 교류는 양쪽의 균형적 발전을 불러온다. 지역사회 내 녹지 조성이 범죄율 감소와 예방률을 높인다는 통계도 적지 않다.

농사가 취미가 되고 힐링이 되는 시대

2000년대 무렵 주말농장 붐이 일었으니, 도시민의 초록을 향한 실천이 본격화된 지는 꽤 오래된 일이다. 그 밑바탕에는 산업화와 경제성장 등 인간 중심적 개발이 자연을 파괴함으로써 오히려 인간에게 해로워진 환경 대신 자연으로 돌아가고 싶은 회귀 본능이 깔려 있다. 현재 도시농업 인구는 200만 명에 육박한다고 한다. 날이 갈수록 심각해지는 환경문제와 유전자 변형 농산물 이슈로 도시농업에 대한 관심은 더욱 증대하고 있다.

과거 도시원예가 환경 미화 차원에서 정원이나 지역 내 공원을 보기 좋게 가꾸는 일에 무게를 뒀다면, 요즘 도시원예는 시각적 즐거움은 물론 건강한 식탁을 만들기 위한 자급자족의 유기농 라이프가 목표다. 적지 않은 사람이 베란다, 옥상, 마당, 허가받은 공터에서 직접 농산물을 재배하고 있다. 건강한 먹거리 생산, 식물과 교감하며 얻는 정서적 안정, 아름다운 경관 등이 도시원예가 주는 이점이다.

원예 활동 그 자체의 이로움

그런데 텃밭 예찬론자조차 오랫동안 간과해 온 진실이 있다. 원예 활동 그 자체의 이로움이다. 자연과 함께함으로써 얻는 정서 안정, 아름다운 풍광뿐 아니라 원예 활동 자체가 몸에 이로운 신체운동임을 아는 사람은 많지 않다. 몸을 움직이는 일이니 막연히 건강에 좋을 것이라 생각할 수는 있지만, 구체적으로 어느 부분에 어떤 운동 효과가 나타나는지 아는 사람도 거의 없을 것이다. 오히려 땅을 파고 씨를 뿌리고 열매를 거두는 등의 행위를 두고 과중한 노동이라고 인식하는 경향이 강하다. 하지만 자신의 몸 상태에 맞게 노동 강도를 조절한다면 누구에게나 힐링이 되고 운동이 될 수 있는 것이 원예 활동이다. 인간이 식물 재배를 통해 심신 건강을 회복하고 나아가 건전한 인간성을 유지하는 것은 지극히 당연한 자연의 섭리인 것이다.

 물론 오랜 시간 인류의 생업이었던 농사가 취미나 힐링이 될 수 있다는 파격적인 아이디어가 처음부터 환영받은 것은 아니다. 그러나 다른 산업의 발달과 과학 발전으로 인한 풍요로움은 아이러니하게도 식물 키우기가 왜 이 시대에 더 중요해졌는지를 되묻게 한다. 농업은 생산 위주의 1차산업, 가공 및 유통 위주의 2·3차산업을 넘어 이제는 그 부가가치를 증대하는 6차산업에까지 이르렀다. 이 과정에서 농업의 치유적 기능이 주목받게 된 것이다. 우리는 이를 '치유농업'이라고 부른다.

농업을 활용한 치유 활동

치유농업이란 '국민의 건강 회복, 유지, 증진을 위해 농업 및 농촌 자원과 이와 관련한 활동을 통해 사회적·경제적 부가가치를 창출하는 산업'이다. 즉 농장 및 농촌 경관을 활용한 정신적 건강 증진을 위해 제공되는 모든 농업 활동이 치유농업에 해당한다. 치유농업은 크게 치유 중심, 고용 중심, 교육 중심으로 나뉘는데, 치유 중심형 치유농업의 서비스 중 하나가 식물로 사람과 질환을 치료하는 식물매개치료인 것이다.

식물매개치료에서는 심리적·사회적·신체적·인지적 치유가 필요한 사람을 대상으로 식물을 매개로 한 치유농업의 유·무형 자원을 활용해 전문가가 설계한 프로그램을 제공한다. 이런 전문가를 복지원예사(구 원예치료사), 치유농업사 등으로 일컫는데, 중요한 것은 식물매개치료는 단순한 농사가 아니라 전문가가 개입한 정신적·육체적 '치유' 활동이라는 점이다.

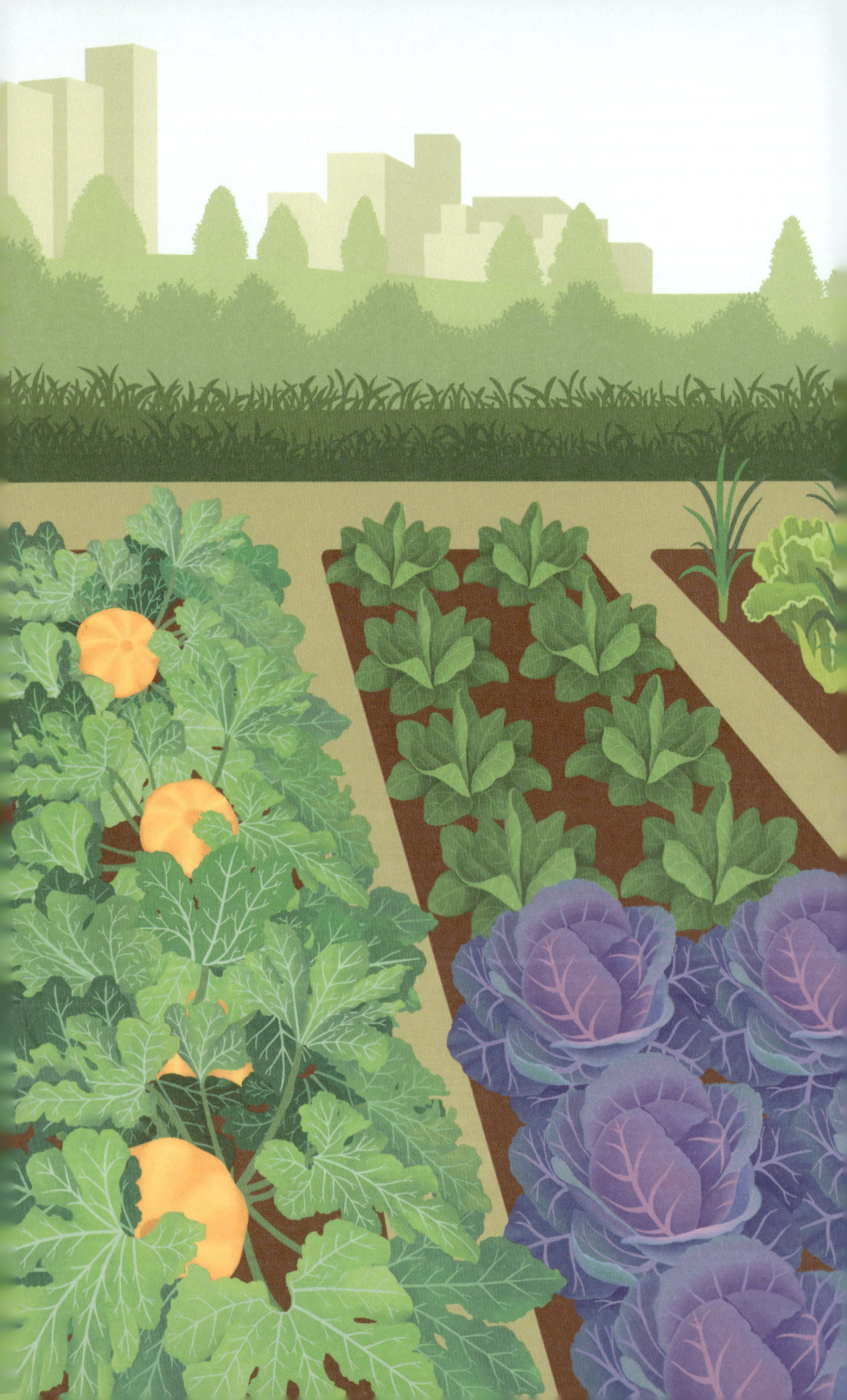

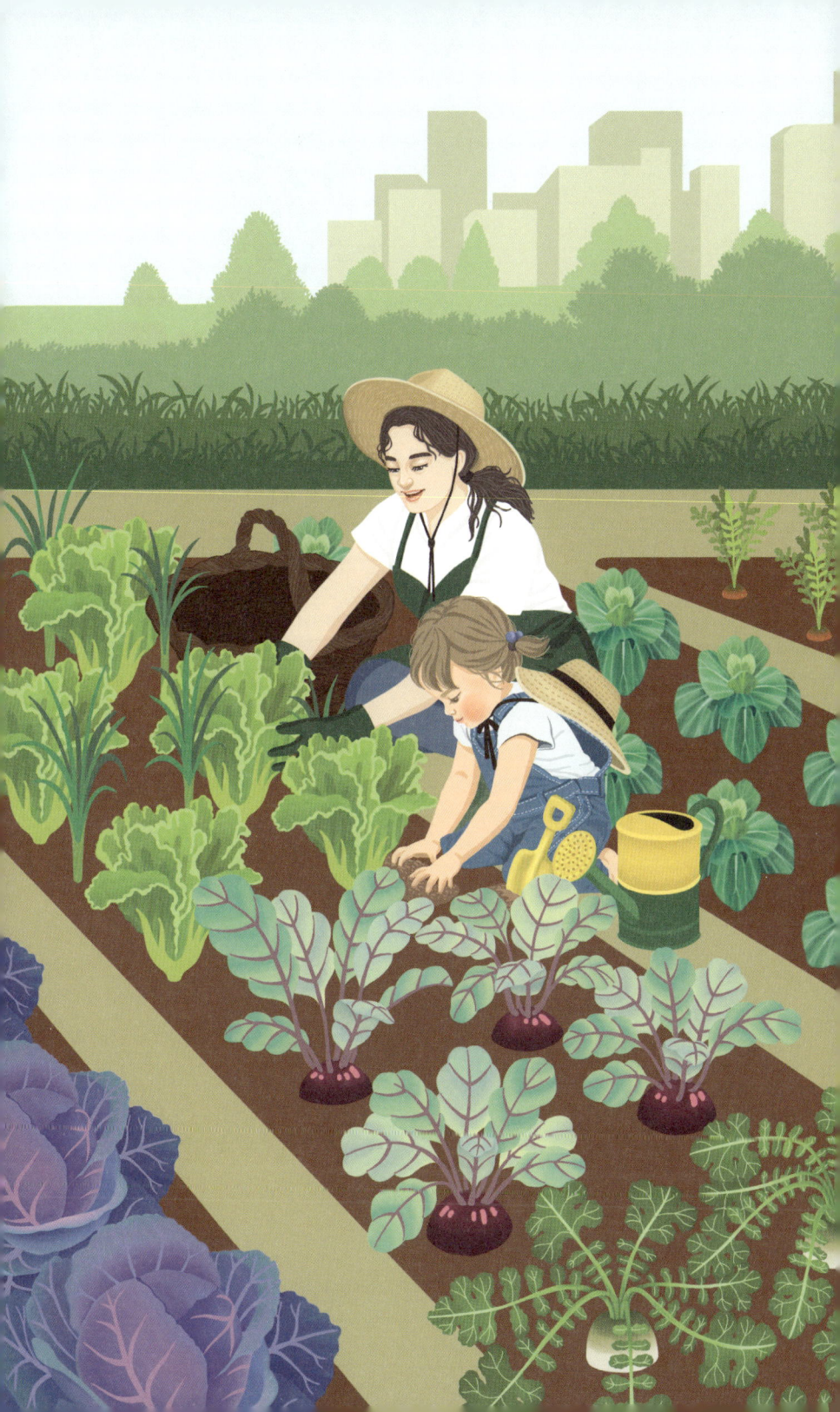

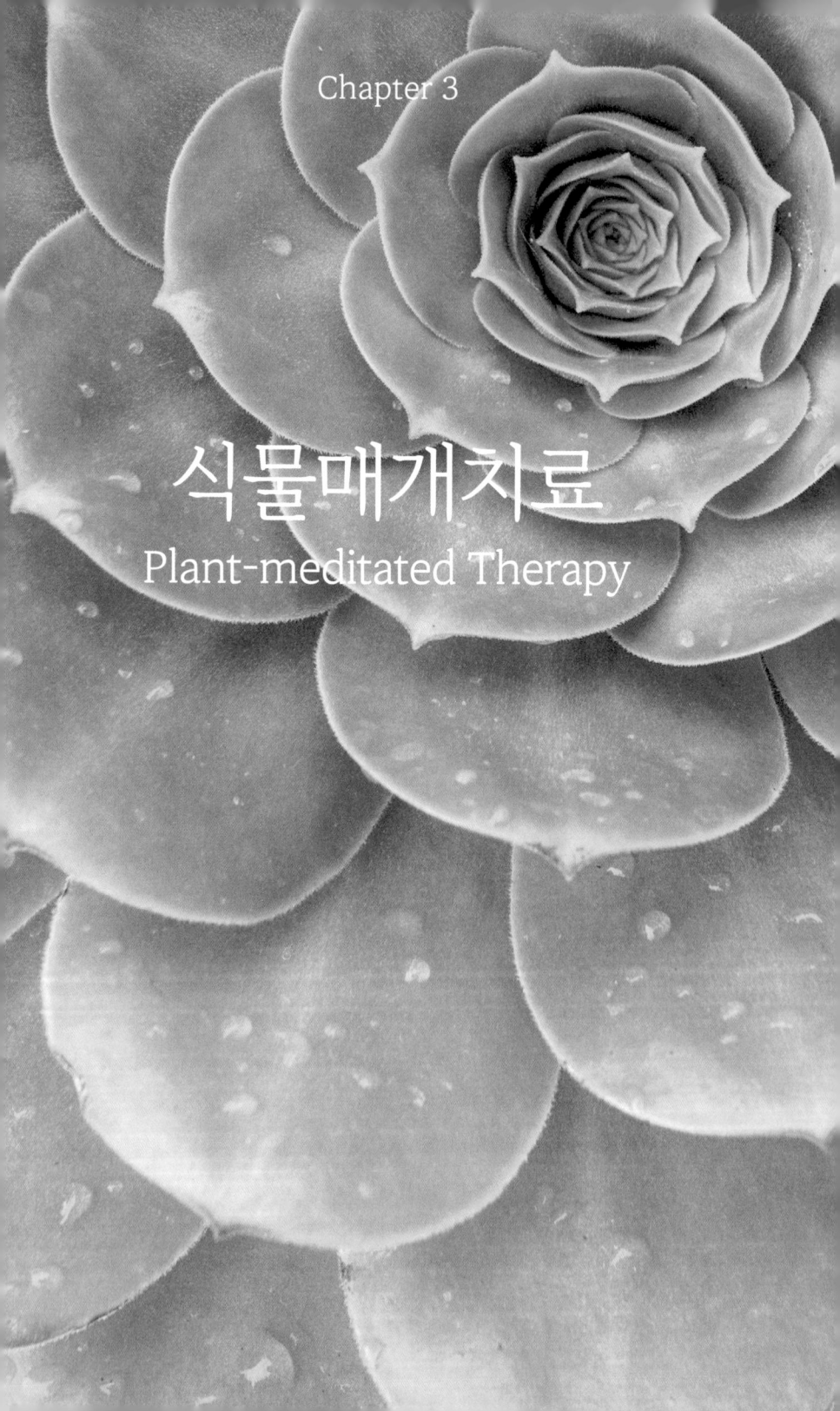

Chapter 3

식물매개치료
Plant-meditated Therapy

원예는 생존에 필요한 먹거리를 획득할 수 있어
육체적 건강을 유지할 수 있을뿐더러
식물이 있는 환경을 통해
생리적 안정을 얻을 수 있으며,
생명을 기르는 본능이 충족돼
심리적 건강도 챙길 수 있다. 마지막으로
재배 활동을 통해 타인과 교류하며
사회적 건강도 다질 수 있다.

- 다이앤 렐프(버지니아공과대학교 원예학 명예교수)

식물은
'관계'이자 '활동'이다

식물로 사람을 치유한다는 기록은 고대부터 존재해 왔지만, 식물매개치료는 20세기 후반에 들어서야 그 효과를 과학적으로 입증할 수 있게 되었다. 오랜 세월 알게 모르게 쌓아온 관련 기록과 최근 50여 년 동안 축적한 연구 데이터가 식물이 지닌 치유의 힘을 증명한다. 하지만 본격적인 연구에 돌입한 지는 30년이 채 되지 않는다.

 우리나라의 경우 지난 10여 년간 식물매개치료 프로그램은 주로 실내에서 원예 활동을 진행하는 형태로 구성되었다. 그러나 최근 몇 년 전부터 국내 도시농업의 시작으로 식물매개치료에 실외 텃밭까지 적극 활용되고 있으며, 2020년 '치유농업 연구개발 및 육성에 관한 법률'이 제정되면서 텃밭을 넘어 농장까지 치유 목적을 위해 이용하게 되었다. 현재 600여 곳의 시범 치유 농장이 운영되고 있으며, 2021년부터는 국가 공인 자격을 갖춘 치유농업사를 배출하기 시작했다.[8,9]

　농업 선진국인 네덜란드, 프랑스, 이탈리아는 학교 부적응, 알코올의존증, 자폐증, 치매, 뇌졸중, 발달장애 등의 질환자 및 일반인을 대상으로 이미 수천 곳의 치유 농장이 운영되는 등 관련 제도 및 정책과 연계된 치유 농장 수와 프로그램 개발이 계속 증가하는 추세지만, 치유 효과와 메커니즘에 대한 과학적이고 체계적인 접근은 여전히 미흡한 실정이다.[10]

구체적이고 전문성을 갖춘 식물매개치료

식물매개치료는 말 그대로 식물을 매개로 하는 보완·대체 치료다. 이는 식물을 단순히 의식주 중 하나를 해결하는 수단으로만 생각하는 '대상' 지향적 사고방식에서 벗어나 인간-식물-환경을 연결하는 '관계' 지향적으로 바라본다. 접근 방식도 과학적 데이터를 바탕으로 건강 목표에 맞는 구체적 식물 매개 활동을 배치하는 등 그 기술과 방법이 매우 실제적이다. 더 나아가 질환별로 프로그램을 구성할 만큼 전문성도 갖췄다. 전문가와 함께 진행하는 식물매개치료 프로그램의 목표는 매우 실질적이고 구체적이다. 땅을 파고, 흙을 섞고, 씨를 뿌리고, 물을 주고, 가지치기를 하고, 열매를 따는 등의 원예 활동으로 분명한 효과를 얻을 수 있는 건강 개선 및 회복을 목표로 한다. 이를테면 땅을 파고 씨앗을 뿌리는 행위를 통해 근육을 키우고 손의 기민성을 기르는 것이다.

학문적 연계를 통해 입증된 식물매개치료 효과

식물이 사람에게 미치는 영향을 제대로 파악하려면 여러 분야와의 협업이 중요하다. 기본적으로 대상자의 연령, 직업, 기저질환, 생활 습관, 주변 환경 등을 면밀히 살펴봐야 한다. 그러다 보니 심리학, 노인학, 아동학, 영양학, 스포츠의학 등 다방면의 학문적 연계가 필요하다. 원예 활동이 근력 향상에 도움이 된다는 것은 육안으로 확인 가능하지만 운동 강도에 따라 얼마만큼 에너지를 쓰는지에 대한 전문적 기술 분석도 요구되기 때문이다.

    때때로 발상의 전환과 도전이 필요한 법이다. 우리 연구실은 원예 활동의 운동 효과를 증명하기 위한 연구를 다각적으로 진행했다. 중간 강도 이상의 운동을 꾸준히 하면 만성질환을 관리하는 데에 도움이 된다는 스포츠의학계의 논문에서 영감을 얻어 움직이는 활동 중 인체 대사를 측정할 수 있는 스포츠의학 기기로 다양한 연령층을 대상으로 원예 활동의 운동 강도를 측정해 그 효과를 입증했다. 이렇게 원예 활동의 신체적 효과에 대한 유의미한 데이터를 얻는 데 상당한 노력과 시간이 걸렸다. 몇 년 전부터는 식물이 뇌와 정신생리에 미치는 영향에 관한 연구를 시작했는데, 여기에서도 유의미한 결과를 도출했다. 겨우내 말라 있던 가지를 어느새 무성하게 뒤덮은 초록 이파리나 손톱만 한 봉오리에서 터져 나온 보랏빛 꽃송이를 볼 때 우리 뇌에서 마음을 차분하고 밝게 해주는 파장인 알파파가 많이 나온다는 것을 확인한 것이다.

　식물매개치료의 궁극적 목표가 바로 여기에 있다. 단순한 힐링과 정신적 위안의 차원을 넘어 식물을 매개로 신체적 또는 정신적으로 지친 대상자를 치유하고 질환 예방 효과를 얻는 것이다. 실제로 우울증, 치매, 조현병, 자폐증, 주의력결핍과다행동장애 ADHD, 고혈압, 뇌졸중 등 연령대 별로 발생하는 다양한 질환에서 식물매개치료가 그 힘을 발휘하고 있다.

텃밭은
체력 단련장!

원예 활동은 땅을 파고, 씨앗을 뿌리고, 물을 주고, 잡초를 뽑는 모든 행위가 신체 활동을 동반한다. 신체 활동은 에너지를 소비하며 골격근에 의해 만들어지는 모든 형태의 신체적 움직임을 의미한다. 식물매개치료는 인간이 태초부터 행해 온 이 전통적 행위에서 출발한다.

실외 원예 활동을 살펴보면 작물이나 씨앗을 심기 위한 땅파기, 건강한 작물을 재배하기 위한 잡초 뽑기, 텃밭에 모종 심기, 잘 자라도록 물주기, 다 자란 작물 수확하기 등이 있다. 우리가 해온 그간의 실험은 이러한 다양한 원예 활동이 대상자에 따라 저·고강도 운동 효과가 있다는 것을 증명한다. 다시 말해 실외 텃밭 등에서의 원예 활동은 저·고강도 유산소운동이며 상·하지 전신 근육을 사용하는 근력운동이 될 수 있다.

미국 질병통제예방센터가 발표한 신체활동지침서에 의하면, 성인은 주 5회 하루 30분씩 매주 총 150분의 중간 강도 신체 활동을, 소아·청소년은 매일 60분 이상의 중·고강도 신체 활동을 권장하고 있다. 이러한 신체 활동을 규칙적으로 할 경우 성인은 심혈관질환, 뇌졸중, 고혈압 등 만성질환을 예방하는 것은 물론 제2형 당뇨병 관리·유지와 골다공증 및 체형 관리를 효과적으로 할 수 있다. 더불어 심리적으로는 긴장감과 우울증 완화 효과도 발휘한다. 한편 노인의 경우 인지기능 향상과 소외감 해소 효과가 있는 것으로 나타났다.

예를 들어 가만히 누워 있거나 앉아 있을 때도 1~3 METs의 저강도로 에너지 소모가 일어난다. METs는 활동을 했을 때 어느 정도의 운동 강도를 가지는지를 나타내는 수치인데, 그야말로 숨만 쉬어도 운동이 되는 것이다. 걷기(3.5 METs)나 수영(6 METs)은 중간 강도 운동 효과가 있는데, 심장이 평소보다 빠르게 뛰고 숨은 가쁘지만 옆 사람과 대화할 수 있는 정도다. 자전거 타기(8 METs)는 가쁜 숨을 자주 몰아쉬게 되는 고강도 운동 중 하나다.

연령별 원예 활동과 운동 강도

원예 활동의 세부 동작을 운동 강도에 따른 METs로 수치화하면 식물 가꾸기가 얼마나 육체적인 운동인지 단번에 알 수 있다. 노인이 텃밭에서 물주기·가지치기·수확하기·모종 심기 등을 하면 평균적으로 저강도(2.4~2.9 METs), 지주 세우기·잡초 뽑기·땅파기는 중간 강도(3.0~4.5 METs)의 운동 효과를 얻을 수 있다. 수치만 보면 꾸준히 걷기 운동을 하는 효과와 맞먹는다.

중장년층 이하의 성인은 호미질하기·수확하기·물주기·흙 섞기·모종 심기·멀칭하기·잡초 뽑기·파종하기 등의 원예 활동으로 중간 강도(3.5~5.0 METs), 땅파기 활동으로 고강도(6.3 METs) 운동 효과가 나타난다. 따로 시간을 내 운동하지 않아도 운동 효과가 충분히 나는 것이다.

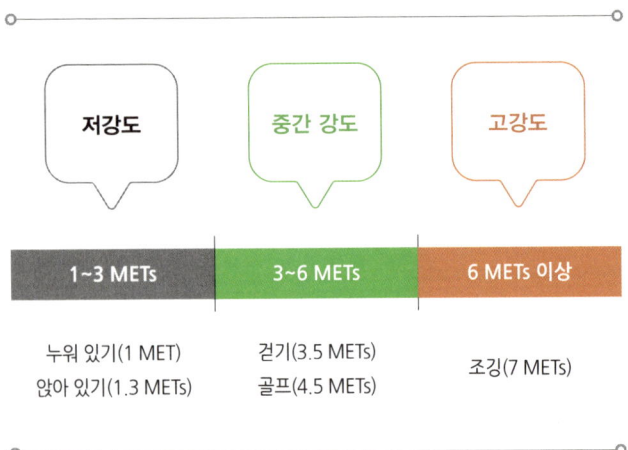

노인 원예 활동 강도

중간 강도(3.0~4.5 METs)	METs 값
땅파기	4.5±1.2
비료 주기	4.0±0.9
잡초 뽑기	3.4±0.6
땅고르기	3.4±0.8
멀칭하기	3.3±0.8
지주 세우기	3.0±1.0

저강도(1.7~2.9 METs)	METs 값
모종 심기	2.9±0.9
물주기(물뿌리개 이용)	2.8±0.9
파종하기	2.7±0.6
수확하기	2.7±0.6
가지치기	2.5±0.7
물주기(호스 이용)	2.4±0.8
흙 섞기	2.4±0.7
흙 채우기	1.8±0.5
수확물 세척하기	1.7±0.4

성인 원예 활동 강도

중·고강도(3.5~6.3 METs)	METs 값
땅파기	6.3±1.2
잡초 뽑기	5.0±0.8
멀칭하기	4.5±0.6
호미질하기	4.4±0.8
파종하기	4.3±0.8
수확하기	4.2±0.6
물주기	3.9±0.4
흙 섞기	3.6±0.5
모종 심기	3.5±0.5

아동 원예 활동 강도

중·고강도(4.3~6.6 METs)	METs 값
땅파기	6.6±1.6
땅고르기	6.2±1.5
멀칭하기	5.5±1.3
호미질하기	5.3±0.8
파종하기	5.0±1.1
수확하기	4.9±0.6
흙 섞기	4.3±0.6
모종 심기	4.3±0.5

　한편 몸집이 작은 아동의 경우 같은 원예 활동을 해도 성인에 비해 그 강도가 더 올라간다. 모종 심기·흙 섞기·수확하기·파종하기·호미질하기·멀칭하기는 중간 강도(4.3~5.5 METs), 땅고르기·땅파기 활동은 고강도(6.2~6.6 METs) 운동 효과가 있다. 꾸준히 한다고 할 때 이 정도면 성장기 아동의 운동량으로 부족함이 없다.

　물론 사람마다 질환 유무와 종류, 취약한 신체 부위가 다르므로 무작정 모든 원예 활동을 강요해서는 안 된다. 누군가에게는 땅파기가 전신 근육을 키울 수 있는 좋은 운동이 될 수 있지만, 허리가 좋지 않은 사람에게는 부담이 될 수 있으니 활동을 시작하기 전 대상자의 몸 컨디션을 반드시 살펴봐야 한다. 식물매개치료 프로그램의 핵심도 대상자의 컨디션에 맞춰 적절한 원예 활동을 구성하고 지도하는 것이다.

꽃도 심고
근육도 키우고

원예 활동이 건강에 유익한 신체 활동이라면 실제로 텃밭을 관리하고 꽃을 가꾸는 일이 소일거리나 취미를 넘어설 수 있을까? 다이앤 렐프 박사는 가드닝이 손을 쥐었다 폈다 하는 동작을 연습하는 데 적합해 손 기능 향상에 도움이 된다고 말한 바 있다. 필자는 이를 입증하기 위해 미국 캔자스주립대학교에서 박사과정을 밟던 중에 주당 150분 이상 가드닝을 하는 노령의 정원사와 주당 150분의 가드닝 시간을 채우지 못하거나 가드닝을 하지 않는 노인 집단의 손 기능을 비교하는 연구를 수행한 바 있다. 실제로 노령의 정원사들은 가드닝을 하지 않는 노인들보다 악력과 손가락 힘 등 손 기능이 더 뛰어난 것으로 나타났다.[11]

원예 활동과 상지 기능의 상관 관계

우리 연구실은 원예 동작이 신체 근육에 직접적 영향을 미친다는 가설을 입증하기 위해 근육활성도를 알아보기 위한 근전도 측정을 시행했다. 땅을 파고 흙을 옮기는 것처럼 힘이 꼭 필요한 원예 활동 외에도 꽃이나 줄기를 자르고, 꽂고, 말고, 감는 동작도 몸의 관절과 근육에 충분한 운동이 되는지 알아보기 위해서였다. 3차원 실시간 동작 분석 시스템은 대상자가 움직이는 동안 관절 각도와 회전운동을 정량적으로 측정할 수 있으며, 직경 1cm인 초음파 신호를 보내는 삼중 능동 표식자, 초음파 신호를 인식하는 측정 감지기 등으로 이루어져 있다.

근전도 측정은 근육세포가 전기적·신경학적으로 활성화될 때 생성되는 전기신호를 탐지해 근육의 활동 및 활성 수준을 조사하고 의학적 이상을 감지한다. 우리는 가위로 가지치기를 하고, 줄기가 쓰러지지 않도록 지지대를 세우고, 이를 끈으로 감는 등의 사소한 동작을 할 때 근육이 어떻게 쓰이는지 측정하여 분석했다. 그리고 원예 활동이 특히 상지, 즉 신체의 상부에 해당하는 손, 팔, 어깨의 관절과 근육에 도움이 된다는 결론을 얻었다. 하다못해 화분에 이름표를 붙이는 것조차 손의 기민성을 키우는 일임을 증명했다.

인간이 나이 들어서도 독립생활을 지속하기 위해서는 기본적으로 상지 기능을 유지하는 것이 중요하다. 씻고, 먹고, 용변을 보고, 요리하고, 글씨를 쓰고, 무언가를 만드는 동작은 팔과 손의 움직임과 힘이 필요한 일이다. 이 필수 부위의 근육을 키우기 위해 꼭 거창한 활동이 필요한 것은 아니다. 작은 화분에 꽃을 심고 물을 주는 것만으로도 손 기능을 향상할 수 있다.

분무기의 재발견

이어 우리 연구실은 평균연령 25세가량인 성인 30명(남자 20명, 여자 10명)을 대상으로 실험을 실시했다.[12] 비교적 간단한 동작으로 할 수 있는 꽃 심기도 신체 여러 부위의 근육을 사용하는 운동이 될 수 있다는 근거를 찾기 위한 실험이었다. 30명의 참가자는 모두 오른손잡이에 뇌질환 병력이 없으며, 지난 6개월 동안 팔다리에 특별한 통증을 느낀 적이 없는 사람으로 구성했다. 여섯 개의 팔 근육인 상부 승모근, 삼두박근, 상완이두근, 척측수근굴근, 손목굴곡근, 상완요골근과 주로 쓰는 오른손의 근육인 엄지 두덩과 새끼 두덩에 각각 근전도 패치를 붙였다. 이들은 실내 온실에서 열다섯 가지 원예 동작을 각각 60초씩 수행했으며, 한 동작이 끝날 때마다 15초간 휴식 시간을 가졌다.

  근전도 분석 결과는 고무적이었다. 참가자들은 각 동작을 하는 동안 여덟 가지 근육을 모두 사용했으며, 전반적으로 상부 승모근과 엄지 두덩, 새끼 두덩이 다른 근육보다 더 높은 근전도 활성을 나타냈다. 양쪽 손바닥의 엄지 두덩, 새끼 두덩은 무언가를 움켜쥐는 활동을 할 때 그 쓰임새가 가장 우세했다.

원예 활동에 따른 근전도 측정

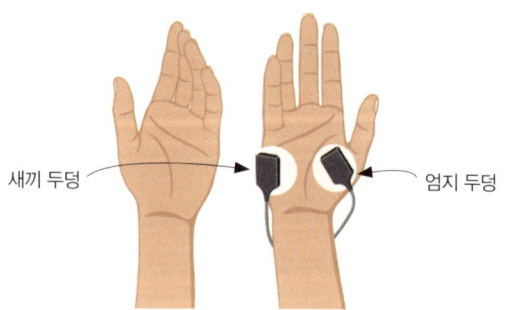

흙을 대야에 부은 뒤 뒤집고 문지르는 동작을 할 때는 상부 승모근과 상완이두근이 주로 사용되었다. 손과 모종삽을 이용해 흙을 화분에 채워 넣고 식물을 심는 동작에는 상부 승모근과 양쪽 손바닥의 엄지 두덩과 새끼 두덩이 쓰였다. 특히 흙을 움켜 잡는 동작을 할 때는 엄지 두덩과 새끼 두덩 근육이 큰 역할을 했다. 화분에 심은 식물 주변으로 흙을 충분히 올리고 다지는 일에도 두 근육이 가장 많이 사용되었다. 간편하게 화분을 흙으로 채울 때 사용하는 모스볼 Moss Ball을 만드는 작업을 할 때는 잡기와 짜기 동작이 반복되었다. 이 동작에는 상완이두근과 상부 승모근, 척측수근굴근, 상완요골근, 엄지 두덩, 새끼 두덩 근육이 골고루 동원되었다. 이 외에도 줄기를 정리하기 위해 잎을 떼는 작업, 트레이에 씨를 부리거나 식물을 분류하는 등 큰 힘이 필요하지 않은 동작에도 이 근육이 고루 쓰였다. 그중 양쪽 손바닥에 있는 두 근육의 쓰임새가 유독 큰 것으로 분석되었다.

물주기와 줄기 자르기도 근육 사용량이 많은 동작이다. 물통을 들거나 전지가위로 가지치기를 할 때 상부 승모근과 상완요골근의 쓰임새가 컸다. 무엇보다 물주기는 물의 무게 때문에 체중부하가 가장 큰 동작이다. 물통을 들어 올려 물을 주는 것 자체도 힘이 들어가는 동작이지만 목표 지점을 조준해 적당량의 물을 주려면 힘을 조절하는 근육과 관절의 세심한 움직임이 필요했다.

이번 근전도 측정 결과는 분무기의 재빌건이라 해도 과

언이 아니다. 별것 아닌 활동이라고 생각하는 분무기 사용으로도 각 근육의 기여도가 얼마나 큰지 확인할 수 있었기 때문이다. 어느 정도 물이 든 분무기를 들었다 놓고 손잡이를 반복적으로 쥐었다 펴는 행위는 엄지 두덩과 새끼 두덩뿐 아니라 상부 승모근 등 상지 근육을 골고루 자극했다.

근육 각 부위를 자극하는 의외의 원예 활동

이러한 근육의 쓰임은 20대 성인 남성 8명을 대상으로 꽃꽂이 작업의 관절 가동 범위와 근육활성도를 측정하는 실험을 통해서도 확인할 수 있었다.[13] 특별한 질환이 없고, 모두 오른손잡이인 8명의 참가자에게 초본성과 목본성 두 종류의 식물과 휘기와 꺾기 동작에 필요한 절화용 와이어를 나눠주고 꽂기·말기·접기·엮기·감기·휘기·꺾기 동작을 수행하게 했다. 굵은 줄기와 가는 줄기 각각 자르기·꽂기·휘기와 관엽 둥글게 말기, 절화용 와이어로 줄기 감기 등 여덟 가지 동작을 수행하게 한 뒤 어깨·팔꿈치·전완(팔꿈치부터 손목까지의 팔 부분)·손목 부위의 근육을 3차원 실시간 동작 분석 시스템으로 측정했다. 더불어 상지 근육의 활성도를 파악하기 위해 근전도 측정도 실시했다. 각 동작은 3회씩 반복해서 평균값을 사용했다.

고상한 취미로만 보이던 꽃꽂이는 각 부위의 근육을 자극하며 움직임을 더욱 활성화시켰다. 그리고 재료의 굵기에 따라 사용하는 관절의 가동 범위와 근육활성도가 달라졌다.

재료의 굵기가 굵을수록 관절의 가동 범위와 근육활성도는 더 커지는 것으로 나타났다. 여기서 관절 가동 범위는 관절이 움직일 수 있는 범위를 일컫는다. 자신의 수의적 움직임으로 생성되는 각도를 능동으로, 제3자 혹은 외부의 힘에 의해 발생되는 범위를 수동으로 구분한다. 따라서 이 결과는 같은 작업이라도 다른 재료를 사용해 작업의 난이도를 조절할 수 있다는 것을 의미한다. 원예 활동 프로그램을 대상자의 컨디션에 따라 다양하게 세분화할 수 있는 이유다.

비슷한 조건의 건강한 20대 남성을 대상으로 한 이 실험에서 얻은 데이터는 식물매개치료 프로그램의 하나의 기준점을 제시한다. 비교적 몸의 밸런스가 맞는 건강한 젊은 사람을 실험 대상자로 하면서 각 동작이 정확히 어느 근육을 활성화시키는지를 파악할 수 있었기 때문이다.

뇌졸중 환자가 꽃꽂이를 했을 때

원예 활동과 근육의 밀접한 연관성에 관한 연구 결과를 반영해 개발한 뇌졸중 환자를 대상으로 한 식물매개치료 프로그램은 이 치료법의 실효성을 증명한다. 뇌졸중으로 편마비 또는 사지마비를 진단받고 입원해 재활치료를 하고 있는 환자 8명을 대상자로 선정했는데, 이들은 원예 활동에 중요한 어깨와 팔꿈치 기능이 보통보다 조금 떨어졌다. 대상자의 자율 의사에 따라 4명은 식물매개치료 프로그램에, 나머지 4명은 병원 내 기존 재활치료 프로그램인 작업치료에 참여했다. 두

프로그램 모두 3주간 1일 2회 30분씩 진행했다.[13]

　식물매개치료군에서는 다양한 초본성·목본성 재료를 이용했다. 상반신의 관절 가동 운동과 근력 강화 운동, 그리고 손 기능 향상을 위해 자르기·꽂기·말기·휘기·감기 등 꽃꽂이를 위한 기본 동작을 난도별로 1단계부터 3단계까지 나누었다. 사지마비 환자는 1단계 위주의 작업으로, 편마비 환자는 환자마다 호전 상태에 따라 2·3단계 작업을 함께 진행했다.

　재활치료 시 관절 가동 운동은 해당 부위의 통증을 완화하고 관절 기능을 정상으로 회복시키기 위해 실시한다. 특히 상지 운동 기능을 정상으로 되돌리는 것이 주목표다. 뇌졸중 환자를 대상으로 한 꽃꽂이 프로그램의 결과는 이 부분에서 매우 주목할 만하다. 굵은 줄기 자르기 작업을 할 때 관절 가동 범위가 가장 넓었는데, 특히 어깨 관절의 가동 범위가 컸다. 줄기 휘기 작업은 손목 부위 관절을 많이 사용했다. 굵은 줄기 휘기의 관절 가동 범위는 가는 줄기 휘기는 물론 자르기·꽂기·말기·감기 작업을 할 때보다 훨씬 컸다. 감기 작업 시에는 팔꿈치 굴곡 부위의 관절값이 눈에 띄게 높아졌다. 팔꿈치를 거의 직각으로 구부린 상태에서 수행해야 하는 작업이기 때문인 것으로 판단된다. 정리해 보면, 꽃꽂이 작업을 이용한 프로그램은 뇌졸중 환자의 어깨·팔꿈치·손목 관절의 가동 범위 향상에 긍정적 결과를 가져온다.

　상반신의 근육활성도 값에서도 의미 있는 결과를 얻었

다. 자르기 작업에서 상부 승모근과 삼각근, 상완이두근, 노쪽손목신전근 등의 근육활성도가 높게 나타났으며, 꽂기 작업을 수행할 때는 상완삼두근과 노쪽손목굽힘근의 근육활성도가 다른 동작을 했을 때보다 높았다. 말기·휘기·감기 작업은 자르기와 꽂기에 비해 각 근육 부위의 근육활성도가 낮았다.

그렇다고 이 동작들이 쓸모없는 것은 아니다. 식물매개치료는 장애 정도에 따라 근육활성도와 관절 가동 범위별 동작을 구분한다. 예를 들어 말기와 휘기처럼 근육활성도가 낮은 작업은 사지마비 등 중증 마비 환자의 재활치료에 효과적일 수 있다. 수천 가지 식물과 토양을 다루는 만큼 원예 동작의 방법과 강도, 그리고 이로 인한 효과는 대상자에 따라 천차만별일 수밖에 없다. 따라서 식물매개치료는 대체 질환 혹은 병증과 장애의 정도, 더 나아가 개개인의 특성을 고려해 맞춤형으로 진행한다.

꽃꽂이 작업을 할 때 무리하지 않는 선에서 양손을 사용해야 한다는 것도 재활치료에 이롭게 작용했다. 여러 보조기구의 도움을 받아 손상되지 않은 상체를 주로 사용하는 방향으로 프로그램이 진행되지만 꽃꽂이라는 작업 특성상 의도하지 않은 쪽의 팔과 손 등의 사용을 자연스럽게 유도할 수 있기 때문이다. 이렇듯 실내 가드닝과 꽃꽂이를 대상으로 한 근전도 측정 결과는 원예 활동이 신체적 건강 개선 또는 재활치료에 유용하다는 것을 과학적으로 증명한다.

심신 치료에 효과적인 원예 활동, 꽃꽂이

현대인의 심신 치료에 효과적인 꽃꽂이는 원래 자연의 일부를 인간 생활 속으로 끌어들이기 위해 생겨난 생활예술이다. 우아한 화병에 라넌큘러스와 그래스 혹은 작약과 안개꽃을 그저 흩어놓은 듯 자연스럽게 꽂으면 그곳이 어디든 낭만과 서정이 깃든다. 오랜 시간 공간을 아름답게 꾸미기 위해 활용해 왔지만 그 외 기능에 대해서는 크게 고려된 적이 없다. 그러나 발달한 사회에서 인간의 욕구가 다양해지고 삶의 질에 대한 관심이 커지면서 꽃꽂이는 단순히 실내장식을 위한 도구에서 정서적 효과를 기대하는 취미로 주목받게 되었다. 그러다 오늘날에는 심신 치료에 효과적인 원예 활동으로 재발견되고 있다.

    꽃 자체의 무게도 그렇지만 줄기를 자르고, 좁은 화병 입구에 넣어 보기 좋게 배치하고, 물을 채우는 일에도 어느 정도 힘이 필요하다. 따라서 중간 강도의 동작이 버거운 환자에게는 꽃꽂이가 적당한 운동이 될 수 있는 것이다. 또 꽃을 다듬고 자르고 꽂는 일에는 섬세한 손기술과 집중력이 요구되는 만큼 특별한 질환이 없는 사람에게도 기분 전환을 할 기회를 제공한다. 꽃줄기를 하나씩 자르고 꽂다 보면 어느새 몸과 마음이 가벼워지는 것을 느낄 수 있다. 실제로 꽃꽂이는 원예 활동 중 옮겨심기 다음으로 선호도가 높은 활동이다. 특히 인지기능장애나 조현병 같은 정신질환자가 가장 선호하는 활동이 꽃꽂이다.

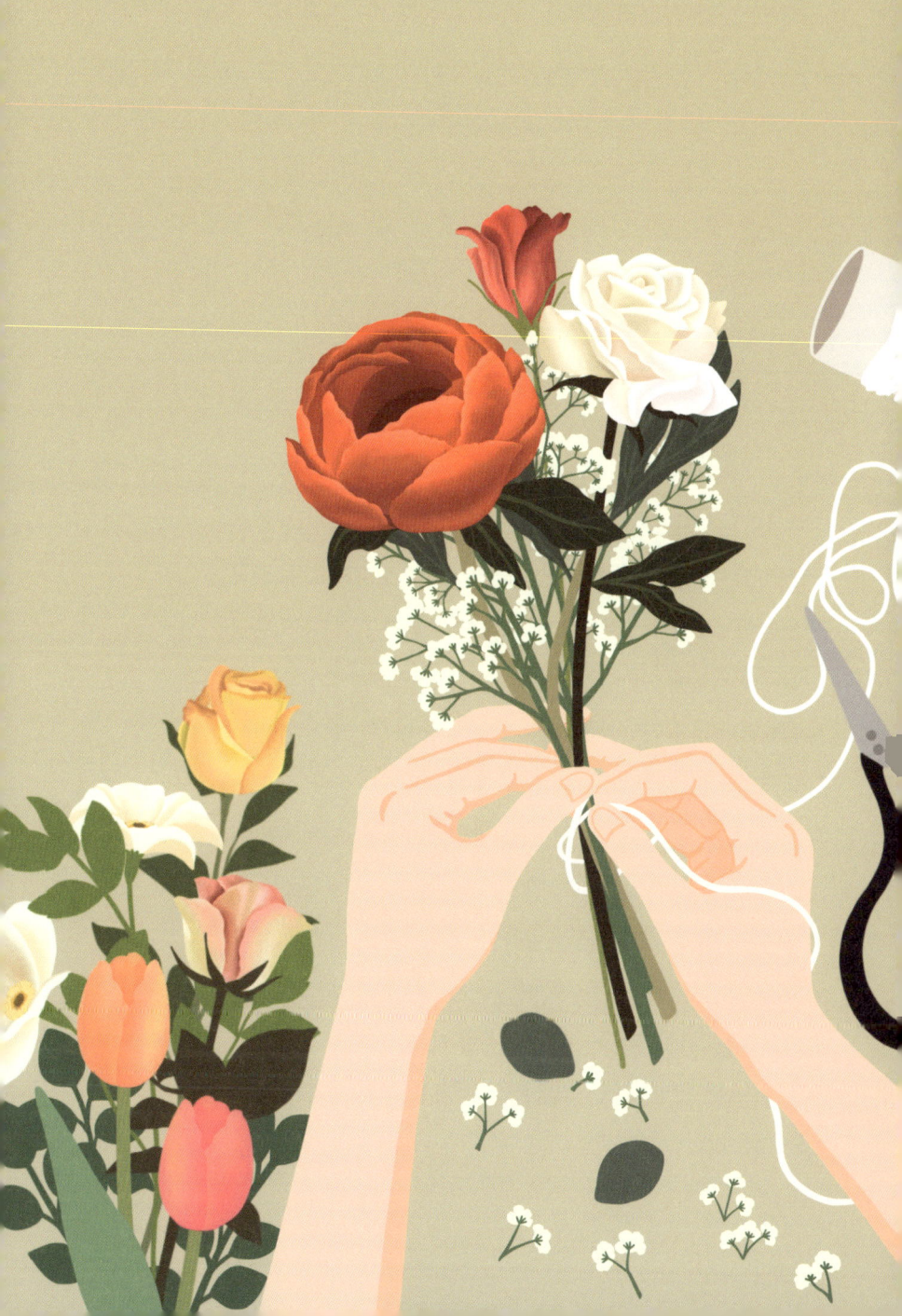

식물을 보면
왜 마음이 편안해질까

아름다운 꽃을 보며 화를 내는 사람이 있을까? 누구나 꽃을 보면 잠시라도 기분이 좋아진다. 그럼에도 불구하고 꽃이 심신을 안정시킨다는 것은 오랜 세월 학습된 관습이나 선입견이 아닐까 의심하곤 한다. 그러나 식물을 가꾸거나 감상하는 사람들의 두뇌 움직임을 분석한 결과, 꽃과 나무를 보는 것만으로도 뇌에 생리적 변화가 일어나는 것을 알 수 있다. 연인이나 가족에게 축하의 의미로 꽃다발을 선물하는 것은 눈만이 아니라 뇌까지 즐겁게 하는 행동인 것이다.

이처럼 식물을 보면 마음이 편안해지는 이유는 뇌파가 변하기 때문이다. 푸르고 울창한 숲, 꽃이 핀 들판을 볼 때의 뇌는 사람이 안정과 휴식을 취할 때 나타나는, 주파수가 8~13Hz인 알파파라는 뇌파를 분출한다. 그리고 강한 흥분

상태나 얕은 수면 중에는 혼란·산만·공상·우울·불안과 관계가 높은, 주파수가 4~7Hz인 세타파라는 뇌파가 감소해 집중력이 높아진다. 또 건강한 식물을 보면 뇌혈류가 원활해져 뇌세포를 활성화하고, 뇌의 쾌적함을 측정하는 ASEF50 지수도 증가한다. 뇌 컨디션이 호전되면 긴장과 피로가 줄고 기분이 좋아진다.

과연 실내에 화분을 들여놓고 보는 것만으로도 마음의 안정을 찾을 수 있을까? 식물의 시각적 효과에 대한 몇몇 연구는 실내 환경에서 녹색식물을 바라볼 때 자율신경계가 안정되고 알파파가 증가한다는 것을 증명했다.[14] 특히 녹색식물을 응시하자 일상적으로 스트레스를 받는 회사원은 잠시나마 생리적·심리적 안정을 되찾았다.[15] 게다가 통증, 혈압, 맥박, 눈의 피로 등이 감소해 사무실 내 식물이 신체 건강에도 매우 효과적인 것으로 드러났다.[15]

성인 남성 24명에게 관엽식물이 있는 화분과 식물이 없는 화분을 3분간 응시하게 한 실험에서도 관엽식물을 바라본 대상자의 우측 전전두엽 피질의 옥시헤모글로빈 농도가 눈에 띄게 낮아진 것을 확인할 수 있었다.[15] 이는 심리적 이완에 효과가 있음을 가리킨다. 옥시헤모글로빈은 헤모글로빈과 산소가 결합한 것으로, 세포에 산소를 공급하는 역할을 한다. 따라서 옥시헤모글로빈 농도가 감소하면 신체가 이완되는 효과가 있다. 식물을 감상하는 것만으로도 사람의 뇌파에 변화가 생기고, 생리적 이완을 불러와 몸과 마음이 편안해지는 것이다.

식물의 시각 자극은 사진이나 영상 이미지를 통해서도 그 힘을 발휘했다. 평균연령 26세인 성인 남녀 30명에게 녹색 식물이 가득한 VR 영상과 무채색의 인공환경을 담은 VR 영상을 각각 5분씩 응시하게 했다.[14] 피실험자들이 VR 영상을 응시하는 동안 혈압, 피부전도도, 심박수, 창의력 등을 실시간으로 측정하고 창의력을 평가했다. 그 결과 자연 풍경을 담은 영상을 응시할 때 생리적 스트레스가 감소하고, 창의력 점수도 높아졌다.

식물을 바라보기만 해도 주의력·집중력 향상

식물을 바라보는 시각 자극이 성인에게 생리적·심리적 이완을 유도하며 마음의 안정을 가져왔다면, 아동의 경우 식물이 집중력 향상에 도움이 되는 것으로 드러났다. 우리 연구실은 특정 질환이 없는 초등학교 4~6학년생 23명(남자 9명, 여자 14명)을 선정해 2시간 전 금식을 하는 등 최대한 같은 조건의 상황을 만든 뒤 실험에 들어갔다.[16] 외부 자극을 최소화하기 위해 아이가 앉을 책상 정면에는 흰색 하드보드를 부착하고 양옆에는 아이보리색 암막 커튼을 설치했다.

책상은 실험실 가운데 배치하고, 의자는 책상의 정가운데에 두었다. 온도와 습도가 아이들의 컨디션에 영향을 주지 않도록 온도는 약 21℃, 습도는 평균 25.2%로 쾌적한 상태를 유지했다. 화분은 대상자와의 거리가 50cm 되는 위치에 놓았다. 아이들은 뇌파 측정을 위해 무선 뇌파 측정기를 머리

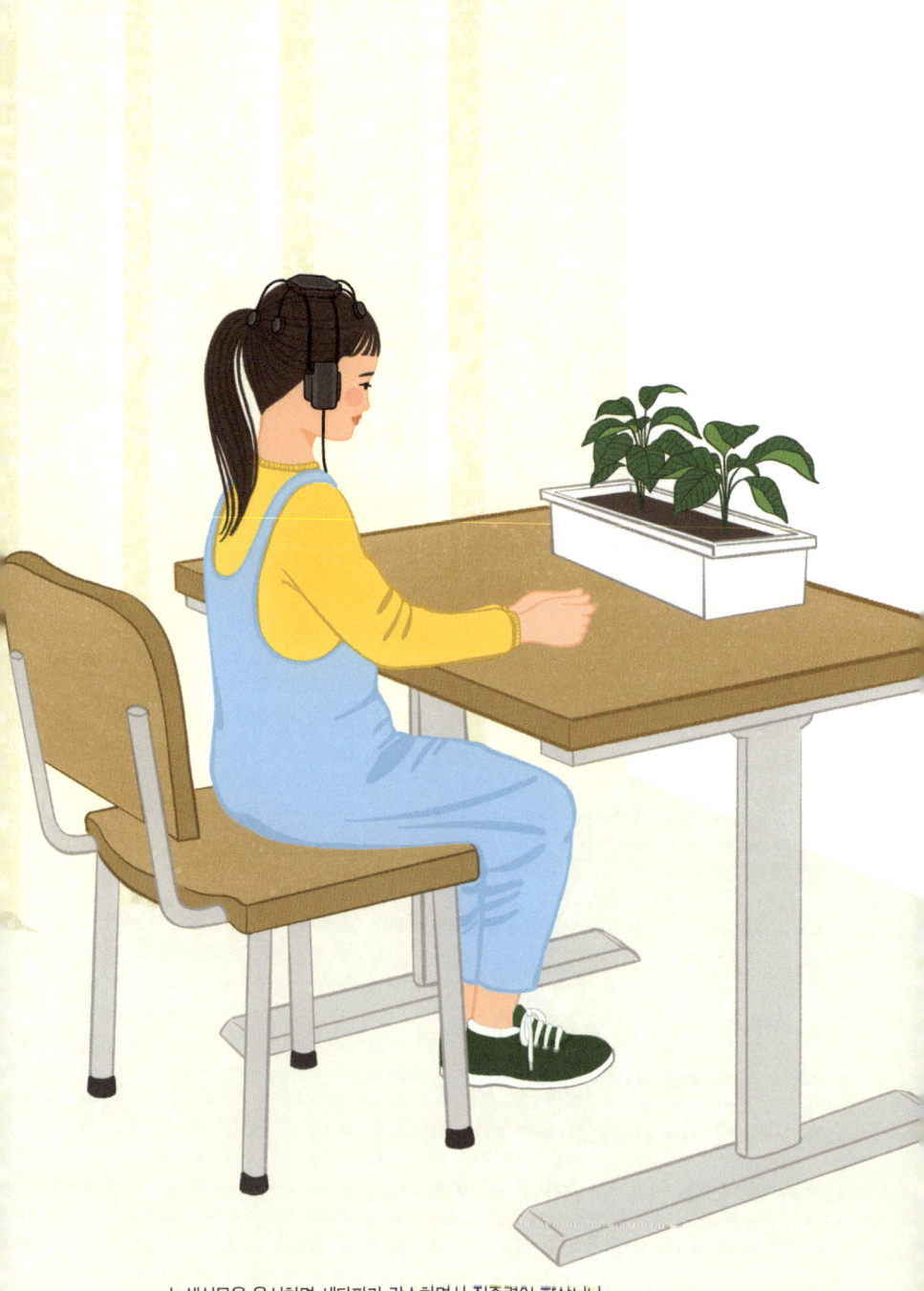

녹색식물을 응시하면 세타파가 감소하면서 집중력이 향상된다.

에 착용한 후 순서대로 실험 공간에 들어간 뒤 환경에 적응할 수 있도록 3분간 정면을 응시해 눈과 뇌가 안정을 취하게 했다.

이 실험에서 마음을 안정시키는 알파파가 눈에 띄게 증가한 성인과 달리 식물이 아이들에게 미치는 효과는 흥분, 불안과 관련한 세타파에서 확연히 드러났다. ADHD 아동의 경우 전두엽의 세타파가 보통 아이보다 높은 것으로 알려져 있는데, 식물 보기는 아이들의 세타파를 감소시켰다. 식물이 아이들의 안정에 직접적으로 기여한다기보다는 저하된 주의력과 집중력을 높여 긍정적 변화를 이끄는 것이다. 이제 막 공부를 본격적으로 시작하는 나이인 11~15세 아이들에게 세타파를 억제하는 것은 학습 능력 향상과 연관이 있기 때문에 중요하다.

화분이 놓인 책상에서 수학 문제 풀기 실험은 식물의 영향력을 보다 직접적으로 보여준다. 우리 연구실은 10~13세 여자아이 20명, 남자아이 10명에게 화분을 배치한 책상과 배치하지 않은 책상에서 각각 3분씩 수학 문제를 풀게 했다.[17] 이 실험은 남학생에게 특히 효력이 있었는데, 남성호르몬인 안드로겐 수치에 의한 시각피질 내 뉴런 발달로 여성보다 시각 자극에 더 예민하기 때문인 것으로 보인다. 화분이 놓인 책상에서 문제를 풀 때 남자아이들의 전두엽에서 세타파는 감소하고 두뇌 활성 지표인 SEF50이 증가하며 정답률이 높아졌다.

화분이 SEF50에 미치는 영향

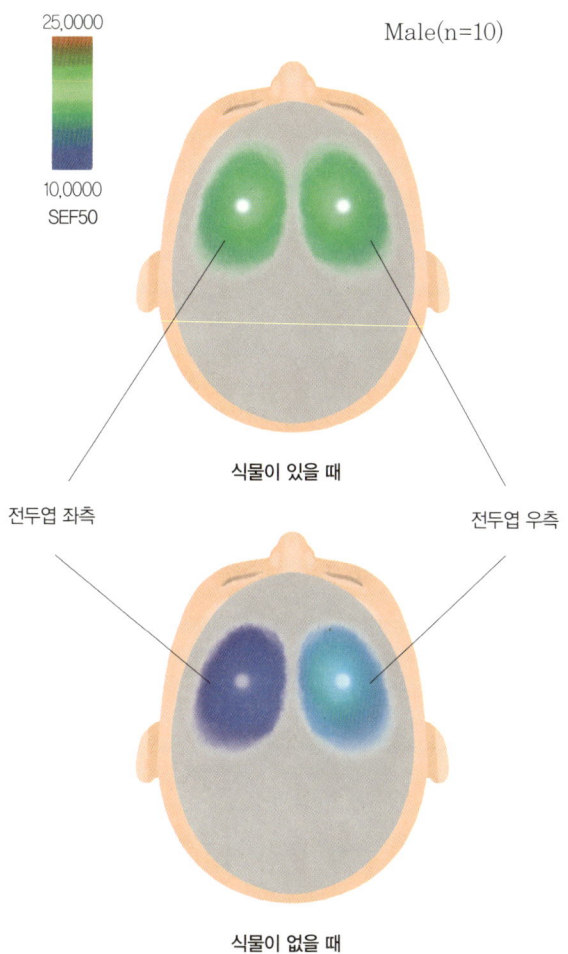

집중 과제 수행 시 공간 내 녹색식물 유무에 따른 아동의
전두엽 뇌파 활성 변화를 측정한 결과, 남자아이들의 전두엽에서 세타파는 감소하고
두뇌 활성 지표인 SEF50이 증가하며 성납률이 높아졌다.

식물이 내뿜는 향은
힘이 세다

식물의 공감각적 치유 능력은 후각을 통해 더욱 두드러진다. 우리에게 매우 익숙한 아로마테라피를 떠올리면 이해가 쉽다. 꽃향기와 풀 냄새를 맡으면 머릿속이 맑아지는 느낌이 드는 것은 우리 몸이 반응하기 때문이다.

향이 인간의 심리와 생리적 반응에 영향을 미친다는 것은 오래전부터 알려져 온 사실이다. 화제를 모았던 MBC 드라마 〈옷소매 붉은 끝동〉(2021)을 보면 궁녀 덕임(이세영 분)이 치매에 걸린 영조(이덕화 분)의 옛 기억을 되살리기 위해 기억 속 당시와 똑같은 향료를 이용하는 장면이 나온다. 비록 그는 의녀가 아닌 데다 이 에피소드는 작가의 상상에서 나온 것이었지만, 실제 연구 사례를 보면 허황된 이야기만은 아니다.

향기가 뇌에 전달되는 과정은 생각보다 훨씬 과학적이

고 체계적이다. 향기의 복잡하고 정교한 여정을 따라가 보면 왜 시각이나 청각보다 후각을 통한 기억과 인상이 오래 지속되는지 알 수 있다. 코로 냄새를 맡으면 냄새 분자가 비강 속 후각상피의 냄새결합단백질 수용체와 결합해 전기신호를 만들어낸다. 이는 후각신경을 거쳐 대뇌변연계에 전달되어 인간의 본능과 감정을 주관하는 중추신경계를 자극한다. 향기가 뇌에 미치는 영향은 1962년 몬크리프Moncrieff가 향기를 맡은 사람의 뇌파 패턴을 측정하는 데 성공하면서 입증되었다.[18] 이후 관련 연구가 활발히 이어졌는데, 1992년 얼리크먼 H. Ehrlichman과 배스턴L. Bastone이 오래전 기억에 대한 회상을 불러일으키거나 진정과 이완, 각성과 집중 같은 심리적·생리적 변화에 향기가 미치는 영향이 크다고 주장했다.[19]

향으로 뇌를 일깨우는 아로마테라피

대표적인 향기 치료인 아로마테라피는 인간의 체내 항상성 유지를 목표로 하는 대체의학의 한 분야로 인정받고 있다. 식물의 잎, 줄기, 뿌리 등에서 추출한 에센셜 오일을 이용하는 아로마테라피는 다양한 연구를 통해 효과를 입증했다. 앵초꽃의 향기와 난초 꽃잎에서 추출한 오일의 향기를 맡으면 두뇌의 안정과 이완을 의미하는 알파파 수치가 높아진다.[20] 스트레스가 많은 한 중년 여성에게 베르가모트, 제라늄, 라벤더, 클러리세이지 오일을 혼합한 오일의 향기를 맡게 한 뒤 뇌파 변화를 분석한 결과, 양측 전두엽에서 알파피기 그

게 증가해 실제로 아로마 오일이 스트레스 감소에 효과가 있음이 밝혀졌다.[21]

국화과 식물인 헬레늄 뿌리에서 추출한 에센셜 오일의 향기를 맡기 전후의 뇌파를 측정하자 이 오일이 뇌 각성을 활성화해 집중력과 주의력 향상에 효과가 있는 것이 밝혀지기도 했다.[22] 한편 라벤더 향기는 수면장애를 겪는 성인 여성의 뇌 활동에 도움을 준다.[23] 주변에서 흔히 볼 수 있는 화분과 화병의 꽃도 향기로 우리 몸에 긍정적 영향을 준다. 화분에 심는 식물을 '분화식물', 꽃꽂이를 할 수 있는 식물을 '절화식물'이라고 하는데, 이러한 화훼 식물을 이용한 원예 활동은 시각적 자극과 더불어 향기로 뇌를 일깨운다. 장미 추출물 성분이 치매로 인한 인지장애를 상당히 감소시킨다는 연구 결과도 있다.[24]

향기 나는 식물을 직접 만졌을 때 일어나는 변화

그렇다면 향기 나는 꽃과 풀을 직접 만져보면 어떨까? 우리 연구실은 후각 기능에 이상이 없는 20대 이상 성인 30명(남자 7명, 여자 23명)을 대상으로 실험을 실시했다.[25] 절화식물인 국화, 백합, 스톡, 장미, 카네이션을 이용한 꽃꽂이 활동과 분화식물인 라벤더, 로즈메리, 제라늄, 페퍼민트를 이용한 식물 심기 동작 열 가지를 수행하게 한 것이다.

무작위로 선정한 활동을 90초씩 수행하는 중 뇌파를 측정한 결과, 절화식물 중 스톡과 카네이션을 이용해 꽃꽂이 활동을 할 때 알파파 대역 중 집중하기 직전 두뇌가 안정된 상태임을 뜻하는 알파파 지수 RFA가 가장 높게 나왔다. 그 다음으로 국화와 장미가 높은 값을 기록했다. 분화식물 중에는 허브티로도 활용하는 페퍼민트, 재스민, 로즈메리가 유용한 쓰임새를 인정받았다. 이 세 가지 허브는 주의력, 집중력과 관련한 양측 두정엽에서 주의 집중 지표가 제라늄과 라벤더에 비해 확연히 높게 나왔다.

  이 실험에서 눈에 띄는 것은 실험 대상자가 꽃 종류에 갖는 주관적 감정이 결과에 어떤 영향을 미치는지에 대한 항목이었다. 향후 화훼 식물을 이용한 프로그램을 개발할 때 참고하기 위해 각 꽃을 이용할 때 실험 참가자의 주관적 기분 상태를 평가했는데 국화, 장미, 카네이션으로 실험을 진행할 때 참가자들은 자연스럽고 편안한 느낌을 가졌고, 이는 비교적 긍정적 결과로 이어졌다. 반면 백합에 대해서는 실험 참가자 만장일치로 부자연스럽고 각성이 부족한 감정을 느꼈다. 특유의 강한 향이 어지러움을 유발하면서 불편한 감정을 불러일으킨 것으로 보인다. 백합 실험의 RFA 수치가 낮은 것도 이런 이유로 분석된다.

천연 항스트레스제, 아로마 오일 10

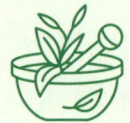

우리 연구실이 실시한 '아로마 오일의 후각 자극이 인간의 뇌파와 심리에 미치는 영향'에 관한 실험의 결과도 흥미롭다.[26] 20~50대 성인 30명(남자 7명, 여자 23명)을 선정해 안정 상태를 측정한 후 90초간 아로마 오일 향기를 맡게 했다.

그러고는 향기를 맡는 동안 실험 참가자들의 혈압, 맥박, 뇌파를 측정했다. 실험에 사용한 아로마 오일은 라벤더, 로즈메리, 장미, 유칼립투스, 재스민, 제라늄, 저먼 캐머마일, 클러리세이지, 타임, 페퍼민트 총 10종이었다. 라벤더, 로즈메리, 유칼립투스, 재스민, 저먼 캐머마일, 클러리세이지, 타임 오일의 향기를 맡자 뇌의 이완 및 휴식 상태를 나타내는 알파파 수치가 올라갔다.

로즈메리, 재스민, 클러리세이지, 페퍼민트 오일은 두뇌 안정성과 이완의 지표인 RAHB를 유의미하게 증가시켰다. 반면 라벤더와 로즈메리, 장미, 제라늄으로 후각을 자극했을 때는 스트레스가 없는 상태의 두뇌 각성 지표인 베타파가 크게 증가했다. 수축기혈압 감소에는 아로마 오일 10종 모두 효과가 있는 것으로 나타났다.

우울증에 도움을 주는 허브 3

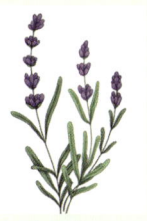
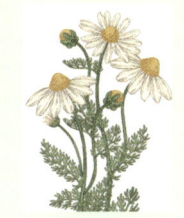
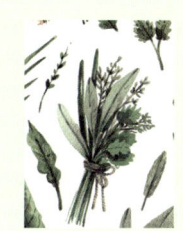

허브계의 능력자, 라벤더

고대 그리스 이후부터 전해져 내려와 각종 화장품, 오일 등으로 이용되면서 우리에게 가장 익숙한 허브다. 6월 중순에서 8월 초까지 보라색, 자색, 분홍색, 백색 꽃이 핀다. 라벤더는 긴장, 스트레스, 혈압을 안정시키는 등 뛰어난 진정 효과를 발휘해 불면증에 도움이 된다. 허브를 키울 때는 통풍이 가장 중요하므로 베란다 창가 등 바람이 잘 통하는 곳에 두고 햇빛도 충분히 받게 한다. 추위에 약하기 때문에 겨울철 실내 온도 관리에도 신경 써야 한다.

천연 피로 완화제, 캐머마일

국화 모양의 꽃이 특징이며, 차를 우릴 때 애용한다. 다른 허브와 마찬가지로 햇빛을 충분히 쪼이게 하되 직사광선은 피한다. 캐머마일은 추위에 강한 편으로 겨울을 잘 난다. 소화 촉진, 불면증 개선, 진정 효과는 물론 과로와 스트레스가 심한 현대인의 피로 완화에 탁월한 효과가 있다.

레시피의 비법, 로즈메리

가는 솔잎 모양으로, 잎이 얇아 보이지만 잘 찢어지지 않는 특징이 있다. 짙은 향기 덕분에 냄새 제거 효과가 뛰어나 각종 요리에 향신료로 자주 쓰인다. 로즈메리는 기억력 증진, 류머티즘 통증 완화, 저혈압, 비만, 두통, 편두통에 효과를 보인다. 햇빛이 잘 들고 바람이 잘 통하는 곳에서 키우고 겨울철 수분 관리에 신경 써야 한다. 물은 속 흙까지 바싹 말라 있을 때 흠뻑 주면 된다.

흙을 만지고
냄새를 맡아야 하는 이유

토양은 지구상에서 가장 광범위한 천연 미생물 저장소다. 이 중 특정 미생물이 인간의 신체 건강에 도움이 되는 유익한 미생물임이 밝혀졌다. 사람이 흙을 만지거나 밟으면 토양미생물과 그 안에서 유래한 생리활성 휘발성유기화합물이 호흡기나 피부 접촉을 통해 인체에 유입되는데, 그 토양미생물에 들어 있는 어떤 성분이 건강에 이롭다는 것이다. 또 토양미생물 마이코박테륨 박케*Mycobacterium vaccae*를 쥐의 체내에 주입하자 행복 호르몬인 세로토닌 수치가 증가하고, 분노 행동이 감소하는 것을 확인했다.27

그렇다면 식물의 터전인 토양은 그 자체로 건강에 직접적 영향을 끼칠까? 사람들은 종종 몸이 아프면 고층 아파트에서 흙을 밟을 수 있는 주택으로 이사하는 것이 좋다고 이야기한다. 아토피를 앓고 있는 한 살 아기가 흙에서 뛰어놀며 자연히 나았다는 이야기도 있다. 놀랍게도 '흙을 밟고 만지면 몸과 마음이 건강해진다'는 세간의 이야기가 과학적 근거가 있는 것으로 나타났다.

우리 연구실은 남자 8명, 여자 21명으로 구성된 20~50대 성인 29명을 대상으로 특정 미생물의 유무에 따른 최고의 흙을 찾기 위한 실험을 실시했다.[28] 실험 대상자들은 미생물 마이코박테륨 박케를 접종한 흙 섞기와 접종하지 않은 살균한 흙 섞기를 각각 5분간 수행했다. 그 결과 미생물을 함유한 흙을 섞을 때 우후두엽 RFA와 ASEF50 지표의 뇌파가 활성화되었다. 알파파 수치는 높아지고 심박수가 감소함으로써 자율신경계가 안정된 것을 확인할 수 있었다.

또 일반 성인 30명(남자 10명, 여자 20명)에게 박테리아의 일종인 스트렙토마이세스 리모서스 *Streptomyces rimosus* 가 함유된 토양을 이용해 흙 섞기 활동을 수행한 결과, 혈액 내에 행복 호르몬으로 잘 알려진 세로토닌 농도가 유의미하게 증가했다.[29]

비 오는 날 흙냄새의 비밀

토양미생물 연구는 촉각뿐 아니라 후각에서도 의미 있는 결과를 가져왔다. 토양미생물이 만들어내는 향기 성분인 지오스민 Geosmin이 사람의 호흡기로 들어와 바로 뇌에 영향을 끼친다는 사실이 연구를 통해 밝혀진 것이나. 그뿐이 아니다.

토양미생물은 혈액의 변화를 일으키고 대사에도 긍정적 영향을 준다. 스트렙토마이세스 리모서스가 생성하는 크로모마이신A3 ChromomycinA3 라는 안트라퀴논계 항생물질은 항세균, 항진균, 항암 활성을 지녀 암이나 각종 종양 치료제 개발에 이용되는 것으로 알려졌다.

흙에서 나는 특별한 냄새는 비가 내릴 때 더 짙어진다. 비 오는 날 빗방울 떨어지는 소리와 비릿하지만 묘하게 상쾌한 냄새로 마음이 차분해진 경험이 있을 것이다. 1964년 과학 저널 〈네이처〉에 실린 논문에 의하면 이 비릿한 흙냄새의 원인은 자연에 존재하던 동식물의 사체 등이 미생물에 의해 분해되면서 토양 속에 생성된 지오스민과 2-MIB Methylisoborneol 라고 한다.[30] 자연에 존재하는 토양에서 주로 발생하는 휘발성유기화합물인 지오스민과 2-MIB가 후각을 자극해 뇌의 전두엽에서 알파파 활성이 증가한 것이다.

아토피와 관련한 흙의 영향력도 사실인 것으로 확인되었다. 어린이집 유아들을 28일간 토양에 노출시킨 결과, 피부의 미생물 생태계가 변화하고 혈액 내 항염증성 사이토카인과 T-면역세포의 비율이 증가해 유아들의 면역력 향상에 긍정적 영향을 미친다는 것이다.[31] 물론 토양미생물을 인간 건강에 적극 활용하기 위해서는 더 많은 연구가 이루어져야 한다. 하지만 토양미생물 속 생리활성물질로 실제 흙을 만지고 밟는 행위가 건강에 도움이 된다는 사실만으로도 놀랍다.

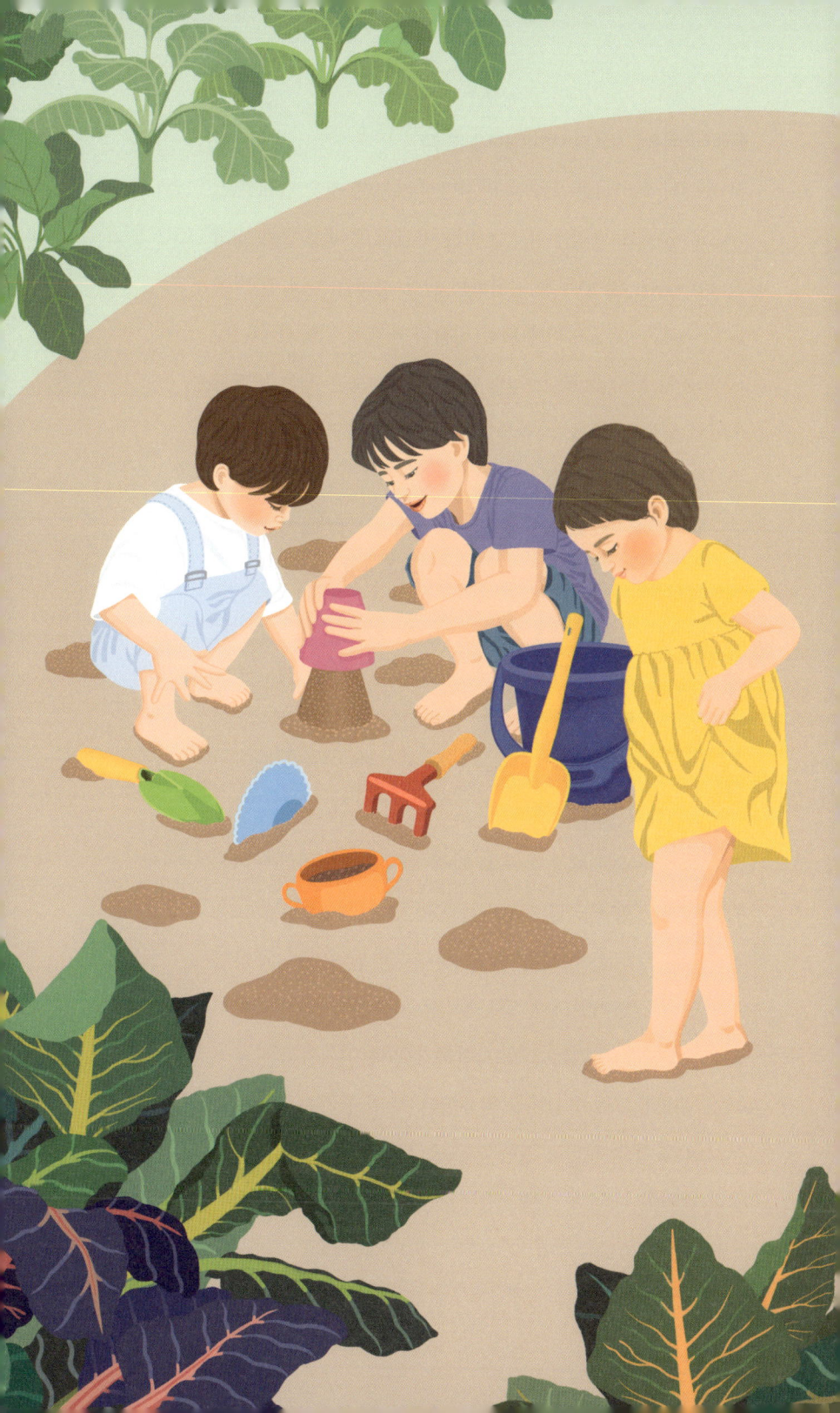

흙과 이파리를 만지고 밟으면 마음이 안정된다

갓 태어난 아기들은 맛보고 만지면서 새로운 것을 탐색한다. 손으로 만지고 느끼는 촉감놀이는 아기의 두뇌 발달과 정서 안정에 좋다. 태어나 처음 접하는 숱한 사물을 가장 잘 받아들일 수 있는 방법이기에 다른 감각과 지각을 발달시키는 데도 도움이 된다고 한다. 그래서 아기들이 보는 책은 바스락 소리가 나기도 하고, 오톨도톨한 천으로 만들거나 입체감을 주기도 하는 것이다.

그런데 최근 흐름을 보면 촉감놀이가 아기들에게만 인기 있는 것은 아닌 듯하다. 2~3년 전부터 불기 시작한 슬라임 열풍을 보면 촉감놀이가 어른에게도 정서적 안정감을 준다는 것을 알 수 있다. 손과 발을 사용해 만지고 느끼고 때로는 다양한 형태를 만드는 촉감놀이는 원예 활동의 중요한 부분이기도 하다. 식물을 키우려면 흙과 씨앗, 잎, 줄기, 가지를 꼭 만져야 하기 때문이다.

원예 활동으로 인한 촉각 자극이 성인의 생리학적 반응에 미치는 영향을 규명하기 위해 우리 연구실은 성인 30명을 건국대학교 온실로 초대했다.[32] 참가자의 남녀 비율은 남자 7명, 여자 23명이었으며, 평균연령은 31세였다. 다른 감각이 결과에 영향을 미치는 것을 차단하기 위해 참가자들은 마스크와 귀마개 그리고 안대를 착용했다. 먼저 참가자들은 눈을 감고 60초 동안 휴식을 취한 후 90초 동안 손과 발로 각각 식물과 관련한 다섯 가지 요소를 만졌다. 손으로는 제라늄 잎,

산호수 잎, 마사토, 통나무 원목, 배양토를 만지고 발로는 잔디, 이끼, 자갈, 바크(나무껍질을 잘게 부수어 만든 재료), 배양토를 밟았다. 각각의 동작 중 두뇌 활동을 파악하기 위해 근적외선 시간 분해 분광기를 사용해 참가자들의 좌우 전전두엽 피질의 옥시헤모글로빈 농도를 측정했다. 각 활동이 끝난 후에는 혈압을 체크했다.

결과는 흥미로웠다. 손에 대한 촉각 자극을 분석한 결과 산호수 잎, 통나무 원목, 배양토를 만졌을 때 전전두엽의 옥시헤모글로빈 농도가 유의미하게 낮은 수준으로 나타났고, 혈압의 경우 제라늄 잎, 산호수 잎, 통나무 원목을 만질 때 유의미하게 감소했다. 한편 발에 대한 촉각 자극은 잔디, 이끼, 자갈, 바크에서 눈에 띄는 변화를 보였다. 좌측 전전두엽 피질의 옥시헤모글로빈 농도가 떨어진 것이다. 특히 이끼와 바크를 밟을 때는 동작을 수행하는 동안 큰 폭으로 하락하는 흐름을 유지했다. 혈압은 잔디, 이끼, 배양토를 밟을 때 낮아졌다. 식물 가꾸기가 촉각적으로도 심리적 안정을 유도하고 스트레스를 감소시키는 데 효과가 있음을 보여주는 결과다.

공간을 바꾼 식물,
인간을 살리다

'사무실' 하면 떠오르는 통상적 이미지는 무엇일까? 컴퓨터 모니터 외에는 딱히 눈 둘 곳이 없어 모든 직원이 놀랍도록 비슷한 자세로 일하고 있는 사무실 말이다. 인공 재료로 만든 규격화된 사이즈의 책상이 열 맞춰 들어서 있고, 창문은 열리지 않는 경우가 대부분이다. 천장에 달린 그저 환하게 실내를 밝히기만 하는 것이 주목적인 형광등이 안 그래도 삭막한 사무실을 더욱 쓸쓸해 보이게 만든다. 게다가 바닥에는 회색 카펫이나 포슬린 타일이 깔려 있다.

생명의 기운이라고는 느낄 수 없는 이 회색 공간에 식물을 들이면 어떻게 될까? 창의력을 강조하는 회사일수록 인테리어에 개성을 부여한다. 아이러니하게도 아마존과 구글을 통해 알 수 있듯이, 이들은 혁신을 자연에서 찾는다. 세상에 없는 테크놀로지를 개발하기 위해 자연은 그야말로 영감의 보물 창고라고 믿기 때문이다. 자연환경은 사고를 유연하게 할 수 있도록 돕고, 창의력을 키운다. 바이오필릭 디자인 연구자들은 이런 사무실을 그린 오피스Green Office라고 부른다. 한쪽 벽면은 녹화로 자연 친화적 분위기를 살리고, 생명의 기운을 내뿜는 화분을 적어도 책상 수의 3분의 1만큼 가져다 놓는다. 책상과 탁자의 소재는 나뭇결이 살아 있는 밝은 색상의 원목으로 선택하고, 조명도 최대한 자연광에 가까운 것으로 설치한다.

사무실의 환경 변화를 놓고 영국 카디프대학교와 호주 퀸즐랜드대학교 등 4개 대학이 공동 연구한 결과는 예상대로다. 그린 오피스에서 일하는 직원들의 생산성은 15% 향상되었고, 업무 공간 만족도는 무려 40% 이상 증가했다. 이들은 설문조사에서 업무 집중도가 높아지고 공기의 질이 더 좋아졌다고 응답했다. 사무실 환경을 직접 꾸밀 수 있는 권한을 주자 공간에 대한 만족도는 더욱 높아졌다. 이때 생산성은 32%까지 증가했다.[33]

자연의 치유 효과를 적극 활용한 학교와 병원

수익이 최우선인 회사가 이 정도인데, 심신의 성장과 재건, 치료가 목표인 학교와 병원은 살아 있는 식물의 치유 기능에 더 많은 기대와 희망을 품는다. 호주 멜버른에 있는 로열 칠드런스 병원은 아동 병원 설계 시 자연의 치유 효과를 활용한 '회복 환경 디자인Restorative Environmental Design'을 도입했다. 그중 대기실, 응급실, 수술실, 분만실 인테리어에는 생물 형태의 패턴과 물을 활용한 디자인을 적용했다. 또한 입원실과 회복실에는 부드럽게 빛이 퍼지는 실내등을 달고 식물을 충분히 배치해 편안한 분위기를 자아내고, 살아 있는 자연의 이미지를 연출했다. 그 결과 대부분 질병에 뒤따르는 우울증과 스트레스, 불안이 완화됐고 통증은 유의미하게 감소했다. 그로 인해 실제로 몸이 회복되는 데 걸리는 시간이 현저히 단축되었다. 환자들의 표정이 밝아지고 스스로에 대한 가치를 깨닫고 완치에 대한 목적의식도 높아졌다.[34]

바이오필릭 디자인을 병원 환경의 스트레스 강도에 따라 다섯 가지로 나눠 적용했을 때 효과는 더 커졌다. 병원은 실외 공간, 편의시설, 진료실, 병동, 치료실, 응급실 순으로 스트레스 수치가 높은데, 환자들은 물의 존재와 생물의 이미지를 이용한 패턴, 자연과 연계된 소품이 배치된 인테리어에서 안전하게 보호받고 있다는 느낌을 받았다. 심리적 균형을 회복하는 것에도 도움이 되었다. 밝고 생기 있는 안식처의 이미지는 삶보다 죽음을 가까이 느끼던 병원에 대한 인식을 바꾸는 데도 일조했다. 바이오필릭 디자인 덕분에 질병 치료를 위해 병원을 방문하고 병원에 머무는 것이 예전만큼 어렵지 않게 되었다.

학교 건물의 경우는 자연주의 디자인 개념이 희박하던 수십 년 전부터 바이오필릭 디자인을 활용해 온 대표적 건축물이다. 과거와 달리 요즘 초등학교는 동화 속 삽화에서 튀어나온 것처럼 알록달록한 자연의 색과 디자인으로 건축한다. 중·고등학교도 차가워 보이는 회색 시멘트보다는 따듯한 느낌이 드는 벽돌이나 원목을 활용하고, 교정 곳곳에 다양한 꽃과 나무를 식재한 화단을 만들어 최대한 자연 친화적 환경을 조성한다.

초·중·고등학교보다 자유로운 학업 환경이 보장되는 대학 캠퍼스는 널찍한 부지에 잔디와 수목을 활용해 공간을 꾸민다. 너른 녹지로 지역사회의 공원 기능을 하기도 한다. 2000년대 초반 여러 나라에서 대학 캠퍼스를 대상으로 바이오필릭 디자인 효과를 연구한 결과, 모든 항목에서 기대 이상의 긍정적 데이터를 얻었다.[35] 학업 수행 능력 향상, 집중력 강화, 스트레스 호르몬 및 불안과 두통 감소, 긍정적 사고, 사회성 발달, 지역 녹지화 등 순기능은 끝이 없다.

현대 조경의 키워드, 치유

스트레스와 불안으로 하루하루가 벅찬 현대인은 입버릇처럼 말한다. "어디론가 떠나고 싶어." 여기서 그 어디는 산이나 바다, 계곡 같은 자연환경인 경우가 대부분이다. 도시 여행도 꿈꾸지만 이 또한 고층 빌딩이 녹지와 잘 어우러진 도심지를 원하지 디스토피아 영화에 나오는 것처럼 삭막하기만 한 미래 도시를 떠올리지는 않는다. 뉴욕, 파리, 런던 등이 세계적 관광도시가 된 배경에는 역사적 유산뿐 아니라 시내에 예술적으로 자리한 공원과 정원도 한몫을 차지한다. 1년 중 절반에 가까운 168일 동안 비가 내리고, 특히 11월부터 이듬해 2월에는 짙은 안개가 자주 발행하는 런던에 유난히 공원이 많은 것은 우연일까? 런던 중심부에 있는 가장 큰 공원 중 하나인 하이드 파크Hyde Park는 영국식 정원의 진수를 볼 수 있는 곳으로, 시민들은 호수에서 수영을 하거나 일광욕을 즐기면서 공원을 일상 속에 들이고 있다.

현대에 접어들수록 조경의 중요성은 점점 커지고 있다. 과학적 데이터를 바탕으로 한 디자인 EBDEvidence-based Design는 건강을 위한 과학적 조경 연구를 현실에 접목하기 위해 고안됐다. 이는 현재를 살아가는 현대인뿐 아니라 수백 년 내에 일어날 수 있는 지구의 환경적 위기에 대비하기 위해 필요한 것이기도 하다.

치유 조경 디자인Therapeutic Landscape Design은 많은 연구를 통해 건강에 분명한 효과가 있음이 증명되었다. 캐나다 온타리오의 겔프대학교 조경건축학 교수 로버트 D. 브라운Robert D. Brown은 "경관 건축은 인류에게 의학 못지않게 건강과 웰빙 분야에서 중요한 잠재력을 지녔다"며 그 영향력을 인정했다. 그러나 많은 연구가 아직 이를 어떻게 현실적 디자인으로 구현할지에 대한 정확한 답을 내놓지는 못하고 있다. 예로부터 녹음이 짙은 쾌적한 주변 환경을 조성해 즐기기는 했지만 정확히 어떻게 적용해야 사람이 건강상 얼마만큼의 이득을 얻을 수 있는지에 대해서는 아직 답을 찾고 있다.

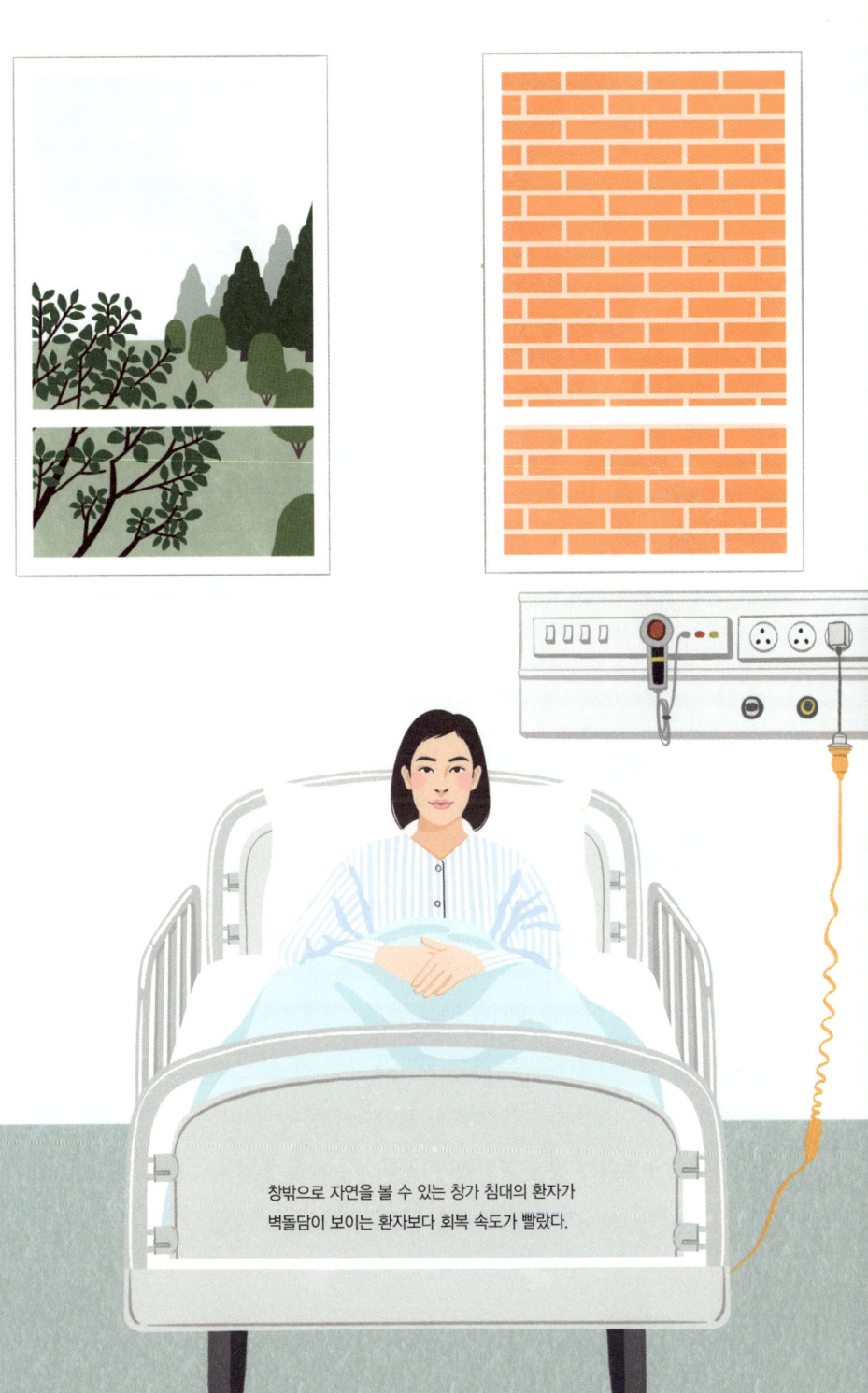

친자연적 조경이 인간에게 미치는 영향

스웨덴 샬메르스공과대학교 헬스케어 빌딩 리서치 센터의 건축학 교수 로저 울리히Roger Ulrich가 1984년 〈사이언스〉에 발표한 논문은 친자연적 조경이 인간에게 어떤 영향을 미치는지에 대한 바이블이다. 이 논문은 환경과 환자의 회복 속도 연관성에 대한 연구를 담고 있다. 울리히 교수는 미국 펜실베이니아주 교외의 한 병원에서 성별, 연령, 흡연 여부, 수술받은 연도 등 세세한 조건까지 같은 담낭 제거 수술 환자 46명(남자 16명, 여자 30명)을 선정해 두 그룹으로 나누었다. 23명에게는 나무와 뜰이 보이는 창가 쪽에, 나머지 23명은 벽돌담이 보이는 창가 쪽에 침대를 두었다. 그리고 두 그룹의 모든 환자를 한 간호사가 담당하도록 해 창밖 풍경 외 결과에 영향을 미칠 수 있는 변수를 최대한 차단했다.[36]

울리히 교수는 환자들의 혈압, 맥박수, 호흡, 체온, 투약량, 진통제의 종류 등을 기록하며 회복 속도를 지켜봤다. 결과는 드라마틱했다. 자연을 볼 수 있는 자리의 환자들은 진통제를 덜 복용했으며, 바이탈 사인이 더 빠르게 안정을 되찾아 벽돌담이 보이는 자리의 환자보다 24시간 먼저 퇴원했다. 이는 자연이 건강에 미치는 효과를 과학적으로 제대로 입증한 거의 최초의 실험이었다. 그는 또한 환자가 나무, 꽃 같은 자연물을 5분가량 바라보는 것만으로도 불안과 고통이 줄어들고 뇌파가 안정된다는 것을 확인했다.[36] 심지어 자연 풍경 사진을 보는 것만으로도 비슷한 효과를 얻을 수 있다고 주장했다. 바이오필릭 디자인 VR 영상 실험과 같은 결론을 30여 년 전 이미 도출해 낸 것이다.

실내 식물의 양과 건강과의 관계

친자연적 환경이 건강에 좋다는 것은 알지만 거실에 화분 하나 들이는 것에도 어려움을 느끼는 사람이 적지 않다. 전문가의 도움을 얻을 수 있는 학교나 병원, 건강 관련 기관과 달리 우리는 삶 속에 자연을 직접 들여야 하는 만큼 좀 더 구체적이고 확실한 방법이 필요하다. 식물과 친하지 않은 사람이라도 정답에 가까운 효율적 방안을 안다면 훨씬 도움이 될 것이다. 게다가 자연 요소가 인간의 건강에 어떤 영향을 미치는지 알았으니 자연을 가까이하기 위해 좀 더 구체적이고 전략적인 방법을 찾아야 한다.

그렇다면 실내에 얼마만큼의 식물이 있어야 건강에 유의미한 영향을 미칠까? 우리 연구실은 한쪽 벽면에 식물을 배치해 녹시율(5%, 20%, 50%, 80%)에 따른 남녀의 심박수와 뇌파를 측정하고 주관적 설문 평가를 실시했다. 녹시율이란 일정 지점에 서 있는 사람이 눈을 움직이지 않고 보이는 범위 내에서 녹지 공간이 차지하는 비율을 말한다. 즉 사람의 육안으로 파악되는 녹지의 양을 측정할 때 사용하는 지표다.

실험 결과, 녹색식물의 자극에 대한 생리적 안정 반응은 실내 녹시율이 5% 이상일 때부터 일어났다. 따라서 5%나 80%나 그 차이가 두드러지지 않을 뿐 모두 안정적 그래프를

실내 녹시율 비교

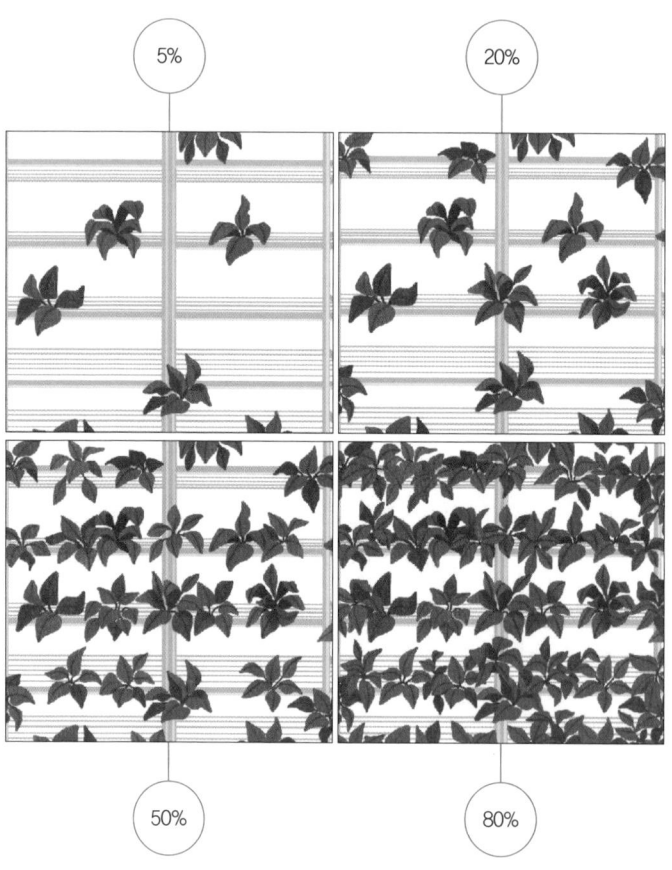

실내 녹시율이 5% 이상일 때부터 자율신경계 안정 효과가 나타났고, 가장 선호하는 녹시율은 50%다.

그린다는 점에서 주목할 만한 결과다. 다만 선호도와 주관적 설문 평가에서 남녀 참가자 대부분이 녹시율 50%를 가장 선호하는 것으로 나타났다.[37]

녹시율 실험은 얼마만큼의 식물을 인테리어에 응용해야 하는지에 대한 근사값을 제시한다. 녹시율을 바탕으로 실내 면적당 필요한 식물의 양과 식물의 천연 공기 청정 기능을 과학적으로 분석·측정해 사람의 건강에 적합하도록 실내 환경을 조성하는 것을 '그린 헬스케어 인테리어'라고 한다. 말 그대로 건강에 이로운 초록 인테리어다. 그린 헬스케어 인테리어는 최근 가장 트렌디한 인테리어 스타일인 플랜테리어와는 차이가 있다. 그린 헬스케어 인테리어는 단순히 녹색식물이 보기에 좋고 건강에도 도움이 되니 실내에 화분을 들이자는 것이 아니라 면적에 따라 얼마만큼의 식물을 들여야 건강 증진 효과를 극대화할 수 있는지 과학적 데이터를 근거로 실내 환경을 꾸민다.

Chapter 4

식물매개치료 사례
Case of Plant-meditated Therapy

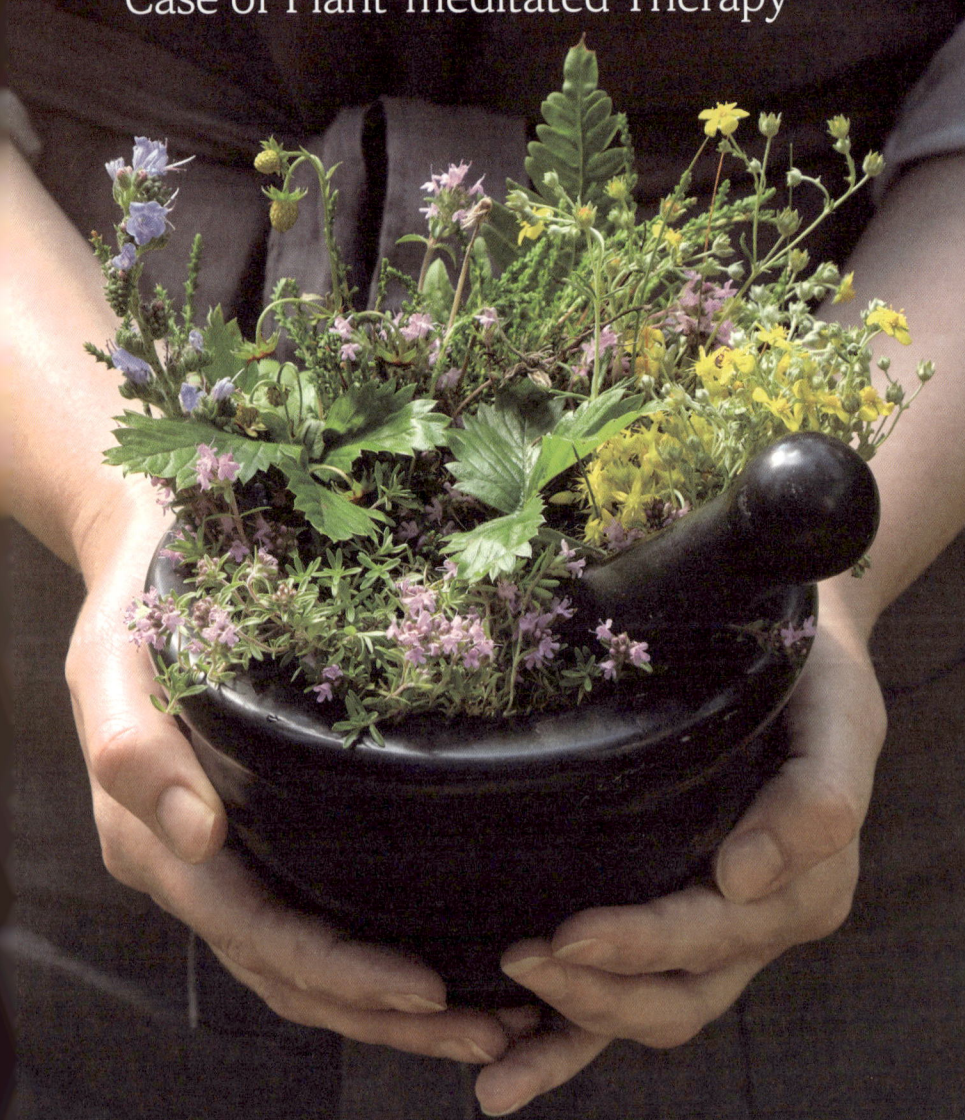

치료 초반, 그는 매우 비협조적이었다.
다른 사람의 말을 듣기는커녕
무조건 화낼 준비를 한 사람처럼 보였다.
그러나 치료 중반에 접어들면서 한 주간 있었던
아내와의 갈등 상황을 차분히 공유하고
이를 해결하기 위해 점점 고민하는 모습을 보였다.
치료 후반에 들어서자, 우리는 그와 함께
아내에게 선물하면서 고마운 마음까지
표현하는 방법을 연습했다. 그러던 어느 날,
그는 치료가 끝나는 시간에 맞춰 자신을 데리러 온
아내에게 꽃을 내밀며 말했다.
"어이, 이거 창문 옆에 둬."

- 뇌졸중으로 쓰러진 후 우울증을 앓고 있는 70대 남성의 이야기

밴쿠버 올림픽에 등장한
'브로콜리 꽃다발'

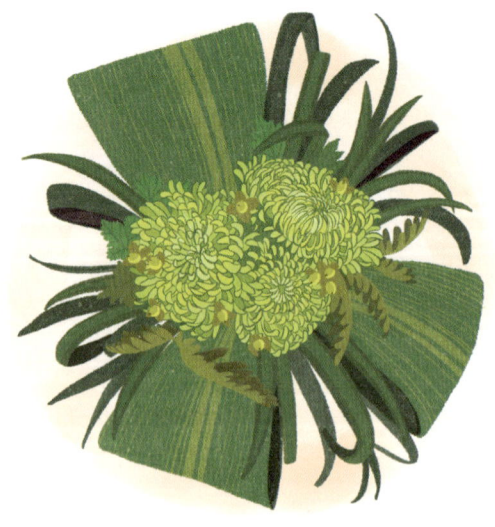

내 몸과 마음을 살리는 녹색의 힘 식물 치유

116

김연아 선수가 피겨스케이팅 종목에서 금메달을 목에 건 2010년 밴쿠버 동계올림픽에는 메달리스트를 위해 특별한 꽃다발이 준비되었다. 하이페리쿰 베리와 멍키 그래스, 엽란 그리고 국화과인 스파이더 멈 등으로 만든 것이었다. 세계인이 함께하는 축제를 위한 꽃다발치고는 소박하고 단순한 모양이었지만 화려한 여느 꽃다발과 달리 초록색 식물로만 구성해 오히려 눈길을 끈 이 꽃다발은 특별한 메시지를 담고 있었다.

이 꽃다발은 캐나다의 '저스트 비기닝스 플라워스Just Beginnings Flowers'의 플로리스트 22명이 만들었다. 저스트 비기닝스 플라워스는 일반 꽃집이 아니라 약물중독과 가정 폭력, 출소자 등 각자 사연을 품은 여성에게 꽃꽂이를 가르치며 이들이 사회에 적응해 살아갈 수 있도록 돕는 비영리단체다. 22명의 플로리스트 역시 이런저런 이유로 몸과 마음에 상처를 입은 여성들이었다. 꽃도 잎도 온통 초록색이라 일명 '브로콜리 꽃다발'이라고 부른 이 꽃다발에는 투박하지만 싱그러운 소생의 기운이 담겨 있었다. 꽃다발은 선수들의 활약상과 또 다른 방향에서 "스포츠를 통해 심신을 향상하고 문화와 국적 등 다양한 차이를 극복한다"는 올림픽 정신을 고취하며 감동을 선사했다.

전문 복지원예사가 함께했는지 여부는 확인되지 않았지만, 꽃다발을 만들게 된 목적과 전개 과정 그리고 결과물은 식물매개치료의 좋은 사례라 할 수 있다. 식물을 통해 심신 건강을 증진하고 인간으로서, 사회 구성원으로서 독립성과 자존감을 지키는 것, 여기에 치유의 영역으로까지 나아가는 것이 식물매개치료다.

식물매개치료의 궁극적 목표

식물과 인체의 연관성에 대한 과학적 연구 데이터는 우리가 그동안 맹신해 온 혹은 미심쩍은 눈으로 바라본 그 힘의 근거를 입증해 준다. 필자가 캔자스주립대학교 재학 당시에도 이와 관련한 실험을 진행한 바 있는데, 일정 기간 가드닝을 한 노인들이 신체기능평가, 예를 들어 의자에서 앉았다 일어나기, 덤벨 들기, 2분 제자리 걷기, 앞으로 굽히기, 등 뒤에서 손잡기, 왕복 빨리 걷기 등의 동작에서 가드닝을 하지 않은 노인들보다 신체적 우위를 점하는 것으로 나타났다.[38] 여성 노인의 신체와 심리 건강을 위해 15주 동안 텃밭 활동 프로그램을 진행한 실험에서는 참가자들의 우울 증상과 혈압이 개선되고 허리둘레가 0.5cm 줄어든 결과를 얻었다.[39]

원예 활동은 신체 기능 회복에도 도움을 주지만 식물을 통해 생명 존중에 대한 자각을 일깨운다. 이는 곧 나 자신, 내 존재를 긍정적으로 바라보게 한다. 높은 자존감은 삶의 의욕을 고취하고 우울 증상을 완화한다. 재활이 필요한 환자라면 회복 의지가 높아질 수 있다. 또 여럿이 함께 활동하는 경우가 많아 사회성과 협동심을 기를 수 있는 데다 편안한 분위기에서 대화를 나눌 수 있다는 장점도 있다. 세계보건기구 WHO는 건강에 대해 다음과 같이 정의하고 있다. "건강이란 질병이 없거나 허약하지 않을 뿐 아니라 육체적·정신적·사회적으로는 물론 영적 안녕이 역동적이며 완전한 상태를 말한다." 몸과 마음이 아프지 않은 것은 물론 인간으로서 삶을 가능하게 하는 인지기능을 유지하고 고립되거나 소외되지 않고 사회생활을 계속한다면 비로소 우리는 완전히 건강하다고 말할 수 있는 것이다.

그러나 스트레스와 불안이 만연한 현대사회에서 완전히 건강하다고 자신할 수 있는 사람이 몇이나 될까? 식물매개치료가 질병을 가진 환자만이 아니라 신체 건강한 일반 사람에게도 적용돼야 하는 이유가 여기에 있다. 병이 나을 수 있도록 돕는 것과 더불어 삶을 영위할 수 있도록 신체적·정신적·인지적·사회적 건강을 유지하고 예방하는 것이 식물매개치료의 궁극적 목표다. 각각 질병에 따라 항생제, 해열제, 소염제, 소화제 등 처방약이 달라지듯이 식물매개치료도 질병에 따라 그 치료법이 달라진다. 또 특정 질환이나 장애를 가진 사람부터 질환이 없는 아동, 성인에 이르기까지 다양한 형태의 식물매개치료 프로그램을 적용할 수 있다.

식물매개치료 1_**성인 남녀**
일상에 쉼표 찍기

환자를 위한 식물매개치료를 진행하다 보면 간혹 보호자인 부모를 대상으로 하는 치료를 의뢰받는 경우가 있다. 아무리 건강한 사람이라도 오랜 시간 간병을 하다 보면 몸과 마음이 지치기 마련이기 때문이다.

    중증 지적장애 자녀를 둔 어머니를 위한 프로그램을 진행했을 때의 이야기다. 잠시나마 우울과 스트레스를 덜고 마음을 회복할 시간을 갖기 위해 꽃꽂이 활동을 준비했다. 누구나 만들 수 있는 간단한 꽃다발이었다. 단발성인 데다 짧은 시간이었지만 아름다운 꽃과 풀이 선사하는 기쁨은 결코 작지 않았다. 어머니들은 꽃줄기를 자르고 화병에 꽂으며 비슷한 고민을 하는 이들과 그저 평범한 인사를 나누고, 오랜만에 목소리를 높여 웃었다. 강인한 어머니들의 이런 소녀 같은 모습은 그 푸르름으로 절망의 벽을 서두르지 않고 여럿이 함께 오르는 도종환 시인의 시 '담쟁이'를 떠올리게 했다. 지적장애인의 부모를 대상으로 한 이 프로그램은 대만에서 열린 학회에 소개돼 일본을 비롯한 해외에서도 크게 주목받았다. 여기서 더 나아가 아들의 치료를 위해 보호자로 실험에 참가한 어머니가 공부에 매진해 복지원예사가 된 뒤 대학원에까지 진학한 사례도 있었다.

현대인과 식물매개치료

특정 질환을 앓지 않더라도 스트레스와 불안을 안고 살아가는 현대인에게 건강은 자신할 수 없는 부분이다. 치열한 경쟁과 긴장감 속에 살아가기에 대부분 사람은 건강을 위협하는 잠재 요소를 안고 있는 것이다. 이러한 불안정한 마음은 몸에 이상을 불러온다. 또한 현대인의 일상 중 가장 큰 문제는 '서두름'으로, 미션을 해치우듯 '빨리빨리'를 외치는 일상에는 숨 돌릴 틈조차 없다. 하루 중 많은 시간을 깨어 있는 데다 그나마 일하고 공부하느라 거의 모든 시간을 보낸다. 높은 긴장도를 유지하는 각성 상태가 지속되는 것이다. 게다가 자동화 시대에는 사람 간 경쟁뿐 아니라 잘 짜인 시스템, 사물인터넷과도 경쟁해야 한다. 인간의 두뇌가 더 쉴 수 없게 되었으니 당연히 신체 건강을 유지할 수 있는 바이오리듬이 위태로워졌다.

식물매개치료는 스트레스와 피로를 만성질환처럼 안고

살아가는 현대인에게 효과적인 대체 치료제가 될 수 있다. 일반인에게 식물매개치료는 마음을 편안하게 하고 신체를 단련시켜 질병을 예방하고 건강한 삶을 유지하는 것에 그 목적이 있다. 녹색식물에서 얻는 쾌적함은 꽉 채워진 일상을 버텨내는 현대인의 마음에 쉴 수 있는 여백을 마련해 준다. 일주일에 두세 번 헬스장을 찾고 정해진 시간에 공원을 산책하듯 규칙적으로 식물을 가꾸다 보면 몸과 마음이 달라지는 것을 느끼게 된다. 꽃을 자르고(꽃꽂이), 말리고(압화), 꺾고(수확하기), 분해하는(삽목하기) 등의 행위는 육체적으로나 감정적으로 긍정적 영향을 주는 소중한 경험이다.

반년간 '도시 농부 프로그램'에 참여한 한 50대 여성은 "소박하지만 베란다에서 로즈메리, 페퍼민트 등을 기르며 살아가는 것에 대해 다시 한번 생각해 보겠다"는 감상을 남겼다. 여행으로 집을 비운 사이 하루 만에 죽는 시늉을 하듯 시들어 고개를 푹 숙인 허브에 부랴부랴 물을 주자 다시 잎을 빳빳하게 펴며 꿋꿋하게 자라는 모습에서는 강인한 생명력을 느꼈다고 한다.

그저 바라보기만 해도 마음이 평안해지는 것이 식물의 힘이다. 아직 충분한 시간과 여유를 갖기 어려운 상황이라면 가끔씩 꽃이나 식물 화분이라도 구입해 보자. 그마저 돌볼 수 없다면 식물을 소중한 사람에게 선물해 보는 것도 좋다. 꽃을 주고받는 적극적 행동으로도 식물매개치료 프로그램에 참여할 준비가 된 것이다.

원예 활동이 성인 인지 능력에 미치는 영향

식물은 마음을 다독이는 것을 넘어 집중력 향상에도 도움을 준다. 아이들의 학업 성취와 건강한 마음 성장을 위해 꼭 필요한 것이 집중력이라면, 어른에게 집중력은 생활, 더 나아가 생존을 위해 반드시 필요하다. 과중한 업무로 하루에도 몇 번씩 일정을 체크해야 하는 회사 업무뿐 아니라 가족과 지인에게도 소홀히 할 수 없다. 거미줄 같은 멀티태스킹을 요하는 삶이지만 아이러니하게도 그것 때문에 오히려 집중력이 저하되고 건망증이 유발되며 급기야 지식 습득력, 이해력, 사고력, 판단력 같은 정신 능력이 감소하는 인지 능력 저하로까지 이어진다. 만성 스트레스와 피로에 시달리는 것은 당연하다. 인지기능 저하는 노화 과정 중 하나이기에 문제가 더욱 심각하다. 초록 식물은 어린아이에게 그런 것처럼 어른의 두뇌 발달에도 긍정적 영향을 불러올 수 있을까?

우리 연구실은 각종 실험을 통해 식물과 함께하는 삶은 신체뿐 아니라 두뇌를 바꾼다는 것을 입증해 보였다. 이 실험들은 원예 활동으로 주의력과 정서 상태 등 성인의 심리생리학적 반응을 비교해 원예 활동의 타당성을 확인하려는 것이었다.[40]

신체 기능이 정신 건강과 직결되는 노인의 경우 생리학적 반응은 분명했다. 정원 청소하기, 땅파기, 비료 주기, 갈퀴질하기, 심기, 물주기 같은 여섯 가지 저·중강도의 원예 활동을 수행했고, 그동안 기억 및 인지기능과 연관된 뇌신경성장인자Brain Nerve Growth Factors를 분석했다. 그 결과 뇌신경성장인자 중 뇌유래신경영양인자 BDNFBrain-derived Neurotrophic Factor와 혈소판유래성장인자 PGFPlatelet-derived Growth Factor의 수치가 눈에 띄게 높아졌다.[40]

치매 노인을 대상으로 한 원예 활동 프로그램에서도 유의미한 결과를 확인할 수 있었다. 참여자는 남자 10명, 여자 10명이고, 평균연령은 71.8±4.8세다. 이들은 식물 심기, 식물로 요리하기, 식물로 공예하기 등의 원예 활동을 주 3회 9주간 참여했는데, 프로그램을 마친 치매 노인들은 상호작용과 집중력, 활동 참여율이 높아졌다. 이는 원예 활동이 인지적·심리사회적으로 치매 노인에게 도움이 된다고 유추할 수 있다. 여기에 성인이 열한 가지 원예 활동을 수행하자 뇌 활동이 증가하고 집중력이 향상되었다. 또한 원예 활동을 통해 산후 1년 미만인 산모의 인지기능과 정신 건강이 개선됐다는 사실도 확인했다.[41]

식물매개치료 2_아동
가장 바이오필리아적인
존재를 위해

아이의 성장 과정에서 자연환경은 절대적 요소다. 아이들은 뛰어놀아야 하는 존재이기 때문이다. 일반적으로 아동이라고 하면 유아기와 청소년기의 중간에 해당하는 시기, 즉 초등학교에 재학 중인 만 6~12세 어린이를 가리킨다. 초등학생 시절 아이들은 신체 발달이 지속적으로 빠르게 이루어진다. 게다가 일생에서 지적 욕구가 가장 왕성한 시기여서 다양한 분야에 흥미를 느끼며 열정적이고 무차별적인 관심과 지식을 추구하는 만큼 놀면서도 배움을 얻는다. 또 몸과 마음, 두뇌가 무궁무진하게 발달하는 시기가 바로 아동기다.

그러나 경쟁사회는 아이들로 하여금 산과 들은커녕 학교 운동장에서조차 충분히 뛰어놀 수 없게 만든다. 심지어 일찌감치 시작하는 입시 준비로 어쩌면 어른보다 더 극심한 스트레스와 불안을 느끼는 환경에 놓여 있다. 한국 초등학생은 두뇌를 자극하고 땀을 흘리는 야외 활동보다 사방이 막힌 실내의 딱딱한 책상 앞에 앉아 보내는 시간이 압도적으로 많다. 한국청소년정책연구원의 조사 결과, 초등학생에게 스트레스를 주는 가장 큰 요인은 학업 문제인 것으로 나타났다. 현대 가족의 특징인 핵가족화, 이혼율 증가, 경쟁적 사회 분위기도 아이들에게 다양한 행동적·사회적·정신적 문제를 야기한다. 게다가 요즘에는 스마트기기에 대한 의존도가 높아 아이들의 심리적 문제는 더 깊고 폭넓어졌다.

2016년 환경부의 발표에 따르면 우리나라 10~18세 아동과 청소년이 평일 실외에서 보내는 시간은 0.62시간으로 일본, 독일, 미국 등 다른 나라의 평균 2.63시간과 비교해도 현저히 낮은 수준이다. 자연을 접할 기회가 줄어들면서 아이들의 성장과 정신 건강을 우려하는 목소리가 커지고 있다.

한국의 아동·청소년기 비행 행동이 나타나기 시작하는 나이는 평균 9.5세로 꽤 이르다. 학년이 높아질수록 우울 성향은 커지고 반사회적 행동도 많이 한다. 아동의 공격성이나 과잉행동 등의 문제는 정서지능과도 관련이 있는데, 아동기의 정서 조절 능력은 마음 성장, 자기통제, 집중력, 학업 성취도와 직결된다. 다시 말하면, 정서 조절 능력이 현저히 떨어지는 아동은 학습 능력이 떨어지고 비행 청소년이 될 가능성이 높다는 얘기다. 이런 아동은 성인이 되어서도 자존감이 낮고 대인관계에 어려움을 겪는다.

반면, 정서지능이 높은 아동은 타인의 감정을 잘 이해해 또래 관계가 원만하고 문제 상황이 발생했을 때 긍정적 자세로 대처할 수 있으며, 이는 어른이 됐을 때 삶의 질에도 영향을 미치는 것으로 나타났다. 그 때문에 아동의 문제를 해결하기 위해서는 지속적이고 조직화된 사회적·정서적·지적 학습에 기초한 예방 프로그램이 시행되어야 한다.

아이들에게는 식물이 마법사

식물을 대하는 마음은 남녀노소 모두 비슷하다. 어린아이들이 나무와 풀의 아름다움을 알까 싶지만, 식물을 보고 만지는 것만으로도 감동하고 마음의 안정을 느낀다. 따라서 아동기에 식물을 가까이하는 것은 건강하게 성장하기 위해 매우 중요하다. 아이와 환경의 상관관계를 주제로 하는 여러 연구는 원예 활동이 아이들의 신체적·심리적·정서적·행동적·교육적·인지적 측면에 긍정적 효과가 있다는 것을 보여준다.

특히 정서적 측면에서 가장 효과가 크다는 것을 알 수 있다. 식물을 가꾸는 일은 아이들의 다양한 정서를 자극하고, 집단 활동을 통한 의사소통 기회를 제공해 자연스러운 감정 표현을 가능하게 한다는 것이다. 이 중에서도 자연 친화적 환경이 조성된 학교에서 생활하는 아동은 자기 긍정성이 커지고, 스트레스에 대한 회복력도 높은 것으로 나타났다. 어린 시절 자연에 많이 노출될수록 성인이 되어서도 긍정적인 방향성을 가지고 삶과 자연을 바라본다는 연구 결과도 있다.[42]

식물은 단지 자주 보고 접하며 같은 공간에 머무는 것만으로도 아이들에게 신비한 마법을 부린다. 공감 능력, 집중력, 학습 능력을 높일 뿐 아니라 친구 관계와 사회성, 자기 조절 능력 등 모든 요소에 영향을 미친다. 식물을 키우며 경험한 에피소드는 게임기나 스마트기기로 할 수 있는 놀이보다 더 직접적인 경험인 만큼 친구와 나눌 수 있는 가장 친밀한 이야깃거리가 될 수 있다. 더불어 앞서 많은 연구가 입증했듯이 원예 활동은 공부하느라 운동량이 부족한 아이들에게 체중 조절과 질병 예방을 할 수 있는 건강에 유익한 중·고강도 신체 활동에 해당한다. 몸과 마음이 유연한 아이들에게 그 변화의 폭은 더 클 수밖에 없다.

공원 산책만 해도 학습 능력이 오른다

아동을 대상으로 거주지에서 녹지까지의 거리와 문제 행동 발생의 연관성을 조사한 연구에 의하면, 아동의 거주지에서 녹지까지의 거리가 줄어들자 과잉행동, 부주의 등 문제 행동 발생 확률이 감소했다고 한다.[43] 심지어 공원을 가볍게 산책하는 것만으로도 아이들의 행동은 달라졌다. 우리 연구실은 ADHD를 진단받은 7~12세 아동 17명을 두 그룹으로 나눠 일주일 간격으로 각각 20분씩 도심과 공원을 산책한 후 집중력 과제를 수행하게 했다. 그 결과 도심을 산책한 아이보다 자연환경에 가까운 공원을 산책한 아이들의 수행 점수가 높게 나타났다.[44]

우리 연구실이 2018년 실시한 '초등학생의 녹색식물에 대한 정신생리적 반응 측정 연구'는 눈여겨볼 만하다.[45] 초등학생을 대상으로 실제 녹색식물과 같은 종류의 조화와 그 식물을 찍은 사진을 보여줬을 때의 변화를 비교하는 실험으로, 정서 안정 측면에서 살아 있는 녹색식물을 볼 때 가장 좋은 것으로 나타났다. 다양한 원예 활동과 공놀이, 책 읽기, 영상 보기의 정신생리적 변화를 비교하는 연구도 이루어졌다. 그중 원예 활동이 단연 높은 긍정적 수치를 보여주었다.[46]

교과과정으로 들어온 원예 활동

최근 원예 활동을 중심으로 하는 자연 친화적 교육의 중요성이 강조되고 있다. 아동 전문가들은 식물을 매개로 하는 활동은 정서지능, 사회적 능력, 학교 적응력, 자신감 향상, 공격성·스트레스 감소 등 정서 함양에 효과적이라고 말한다. 이를 반영해 우리나라를 비롯해 미국, 영국, 일본 등 여러 나라에서 학교에 도시농업을 응용한 교내 텃밭을 운영하고 있다. 이처럼 교과과정과 연계해 이루어지는 원예 학습 활동은 자연과 환경에 대한 마음을 키우면서 지식을 쌓는 데 매우 효과적이다.

아동의 정서지능, 회복탄력성, 자기효능감 등을 위해 개발한 도시농업 프로그램 '건강한 꼬마 도시 농부'를 예로 들어보자. 이 프로그램은 초등학교 정규 교육과정을 참고해 원예 활동 운영 매뉴얼을 구성한 뒤 실실적 교육 현장에 반영했다.

'건강한 꼬마 도시 농부' 프로그램은 학교 실외 텃밭과 각 학급의 교실에서 주 1회, 한 회기당 50분씩 총 12회기 동안 12개 주제를 바탕으로 서울 소재 초등학교에서 진행되었다. 프로그램의 목표는 아동 문제 행동의 근본 원인을 들여다보고 개선하는 것이었다. 그중에서도 특히 우울, 불안, 사회적 위축 등 내재화된 감정 문제와 사회·정서적 탄력성에 초점을 맞췄다.

처음에는 직접 꾸민 텃밭으로 나를 소개하고 감자와 당근을 심으며 내 안의 감정을 들여다봤다. 채소를 심을 때 문제 해결 방법을 놓고 친구와 상의하는 시간을 갖는 식이었다. 아이들은 식물을 건강하게 키우는 과정에서 문제 해결 방식과 사고력을 습득했고, 이를 자신의 문제에 적용해 보는 연습을 했다. 식물과의 관계 맺기로 공감의 근육을 튼튼히 다진 아이들은 타인의 감정도 읽을 수 있게 되었다. '식물 키우기'라는 공통 주제로 친구와의 의사소통이 수월해지자 친구와 관계 맺기에도 진전을 보였다. 프로그램에 참여한 아동을 대상으로 프로그램 전후 정서 관련 척도 평가 점수를 비교했는데 정서 지능, 회복탄력성, 자기효능감, 또래 관계에서 긍정적 변화가 뚜렷했다.

교내 텃밭 활동은 식물에 대해 올바른 지식을 쌓는 데에도 큰 도움이 된다. 아이들은 식물을 직접 심고 물을 주는 행위를 통해 관수 방법과 화분의 개념 등 교과서 내용을 직접 경험했다. 물도 그냥 주는 것이 아니라 식물의 상태와 주변 환경을 먼저 살핀 다음에 줘야 한다는 것을 알게 되었고, 이 과정에서 삼투현상과 모세관현상을 직접 목격했다. 이런 산 지식 체험을 통해 아이들은 자연스레 식물을 향한 관심과 애정을 키워 나갈 수 있다. 온통 초록색으로 비슷해 보이던 식물에서 서로 다른 특징과 아름다움을 발견한 아이들은 자기 안의 특별함도 찾아내며 자기 긍정성을 높였다. 그뿐이 아니다. 새로운 원예 지식을 배우면서 관련 어휘력이 향상되었고, 농사의 기능을 이해함으로써 농업과 관련한 다양한 직업군에 대한 이해를 높일 수 있었다.

프로그램 실시 후 아이들이 직접 작성한 설문조사 결과는 무척 인상적이다. 참여한 아동의 94.3%가 전반적 프로그램에 만족한다고 응답했다. 활동 진행 시간에 대한 설문조사에서는 참여 아동의 74.3%가 한 회기당 50분의 참여 시간에 만족한다고 답했다. '전혀 만족하지 않는다'고 응답한 아이도 있었는데, 이는 50분보다 더 오래 하기를 원했기 때문이다. 주 1회의 실시 빈도에 대해서도 참여 아동의 72.9%가 만족한다고 응답했고, 그다음으로는 주 2회 이상 참여를 원한다고 답변한 아이가 많았다. 가장 선호하는 활동은 텃밭 관리하기, 수확하기, 요리하기 순이었다.

원예 활동 프로그램에 직접 참여하지 않더라도 교실에 화분을 놓고 교내 화단에 있는 식물을 들여다보는 것만으로도 아이들은 표정부터 달라진다. 식물 하나하나를 들여다보고 물을 주고 향기를 맡는 모습이 사뭇 진지하고 세심하다. 그 순간만큼은 수의 산만한 행동을 찾아보기 어렵다. 꽃을 보며

'건강한 꼬마 도시 농부' 프로그램

목표
아동 문제 행동의 근본 원인을 들여다보고 아동의 정서지능, 회복탄력성, 자기효능감 등을 개선하고자 함.

프로그램 내용
서울 소재 초등학교에서 실시. 학교 실외 텃밭과 각 학급의 교실에서 주 1회, 한 회당 50분씩 총 12회에 걸쳐 12개 과제 수행

측정 방법
프로그램 전후 정서 관련 척도 평가 점수 비교

결과
- 문제 해결 방식과 사고력 습득

프로그램 전후 정서 관련 척도 평가 점수를 비교한 결과 정서지능, 회복탄력성, 자기효능감, 또래 관계에서 긍정적 변화가 뚜렷했음. 채소를 심을 때 문제 해결 방법을 놓고 친구와 상의하는 시간을 가지면서 문제 해결 방식과 사고력을 습득했고, 이를 자신의 문제에 적용해 보는 연습을 함. '식물 키우기'라는 공통 주제로 친구와의 의사소통이 수월해지자 친구와 관계 맺기에도 진전을 보임.

- 식물에 대해 올바른 지식 습득

식물을 직접 심고 물을 주는 행위를 통해 관수 방법과 화분의 개념 등 교과서 내용을 직접 경험. 물도 그냥 주는 것이 아니라 식물의 상태와 주변 환경을 먼저 살핀 다음에 줘야 한다는 것을 알게 되었고, 이 과정에서 삼투현상과 모세관현상을 직접 목격함. 새로운 원예 지식을 배우면서 관련 어휘력이 향상됐고, 농업과 관련한 다양한 직업군에 대한 이해를 높임.

사례

- **자기 긍정성**
식물을 향한 관심과 애정을 키워 나가면서 식물마다 서로 다른 특징과 아름다움을 발견함으로써 자기 안의 특별함도 찾아내며 자기 긍정성을 높임.

참여 아동 설문 조사 결과
- 전반적 프로그램에 만족 94.3%
- 한 회기당 50분 참여 시간 만족 74.3%
- 주 1회 실시 빈도 만족 72.9%
 (주 2회 이상 참여를 원하는 답변이 그다음을 차지)
- 가장 선호하는 활동은 텃밭 관리하기 > 수확하기 > 요리하기 순

옆 친구에게 "꽃이 참 예쁘다"라고 말하는 자기표현의 기회는 의사 표현력과 자존감을 높인다. 땅을 파면서 맡는 신선한 흙냄새, 손등에 떨어지는 꽃잎이나 바람에 쓸리는 낙엽 소리, 발가락 사이사이 느껴지는 잔디의 감촉 등 자연을 통한 공감각적 체험은 아이들이 태어나면서부터 지니고 있는 생명 사랑의 씨앗을 틔우고 마음을 비옥하게 만든다.

아이가 직접 채소를 기르면 나타나는 효과

기쁨, 슬픔, 분노, 예민함, 소심함 등 다섯 감정을 의인화한 애니메이션 〈인사이드 아웃〉(2015)의 예민하기 그지없는 '까칠이' 캐릭터는 브로콜리의 모습을 하고 있다. 아이에게 채소를 먹이는 일은 동서양을 막론하고 많은 부모가 겪는 애로 사항이다. 육아 커뮤니티 게시판에도 "어떻게 해야 아이가 채소를 잘 먹나요?"라는 질문이 수시로 올라온다. 그러면 채소를 눈에 보이지 않을 정도로 잘게 다져 요리하라는 경험담을 녹인 댓글이 많이 달린다. 2016년 보건복지부의 국민건강통계에 따르면, 국내 아동의 식습관 실태 조사 결과 만 6~11세 아동의 일일 채소 섭취량은 약 148.3g으로, 어린이 일일 채소 섭취 권장량 420g의 3분의 1에 불과한 것으로 나타났다. 실제로 텃밭 채소 가꾸기 활동에 참여한 초등학생의 채소 섭취 관련 식이 자아효능감 점수가 9%, 채소 선호도가 13% 향상된 것을 확인할 수 있었다.[47]

아이가 직접 채소를 기르면 채소에 대한 거부감과 편식

아동의 식습관 개선 매개 요인 모델

- 영양 교육
- 원예 활동
- 요리 활동

- 원예 지식
- 결과에 대한 기대
- 준비 기술 습득
- 영양 지식

- 맛보기 의향 (푸드 네오포비아)
- 식이 자아효능감

- 채소 섭취량 증가
- 채소 선호도 증가

습관을 줄일 수 있다는 연구 결과는 이미 다수의 성장 동화와 육아서에 나올 만큼 상식이 되었다. 아이는 작물을 재배하고 수확하는 일에 참여하면서 식물의 전 생육 주기를 목격한다. 직접경험으로 쌓은 친밀감과 성취감으로 채소에 대한 호감도를 높인다는 전략이다.

우리 연구실은 식품의약품안전처와 교육부가 개발한 식품 안전·영양 교육 커리큘럼을 기반으로 한 영양 교육을 난이도에 따라 학년별로 나눠 '튼튼 농부 프로그램'을 진행했다. 원예 활동과 영양 교육, 요리 활동을 통합한 교육 형태로 아동의 식습관 개선을 목적으로 한 이 프로그램은 초등학교 3학년과 5학년 학생 총 276명을 대상으로 시행했다. 다른 유사 프로그램과 차이가 있다면 아동뿐 아니라 아동의 식습관에 직접적 영향을 미치는 부모를 참여시켰다는 것이다. 부모의 참여는 곧바로 식단 변화로 이어지기 때문에 프로그램 효과를 지속할 수 있다는 장점이 있다. 게다가 부모 자식 간 관계를 더욱 돈독히 하는 시간이 될 수 있어 정서적 효과도 크다.

실험군과 대조군으로 분류한 이 실험으로 원예 활동에 참여한 실험군 아동의 영양 지식, 원예 지식, 채소 선호도, 채소 섭취 빈도가 대조군 아동과 비교해 눈에 띄게 향상된 것을 확인할 수 있었다. 푸드 네오포비아Food Neophobia, 즉 새롭거나 낯선 음식을 싫어하거나 두려워하는 현상도 매우 개선된 것으로 나타났다. 초등학교 2학년 아이와 함께 프로그램에 참여한 한 어머니는 "부모, 자녀가 함께 힐링할 수 있는 시간이

었다. 아이 또한 이전보다 채소를 훨씬 잘 먹는다"며 높은 만족감을 표했다.[48]

청소년의 자아존중감과 학습 능력 향상을 위한 원예 활동

일반적으로 사춘기에 해당하는 13~18세를 청소년으로 본다. '청소년기'라는 독특성을 지닌 이 시기에는 많은 변화가 일어난다. 다양한 신체적 변화만이 아니라 정신적으로도 질풍노도의 시기를 거치며 가족관계, 친구 관계, 학업 스트레스 등 다양한 문제와 어려움을 겪는다. 자기만의 세계에 빠져 규율에 반하는 행동도 서슴지 않아 '중2병'이라는 말이 생겼을 정도다.

아이들의 몸과 마음에 직접적 효과를 주는 식물 가꾸기의 영향력은 거의 영구적이다. 8~10세에 가드닝을 경험한 청소년은 그렇지 않은 청소년에 비해 자연을 대하는 마음가짐과 자세에 큰 차이가 있다는 연구 결과가 있다.[49] 이 아이들은 으레 찾아오는 삶의 갑작스러운 변화에도 유연하게 대처하는 것으로 나타났다. 청소년기에 흔히 느끼는 고립감과 외로움에 매몰되지 않고 식물과의 교감을 통해 타인과 연대하는 능력을 갖추게 되었기 때문이다. 사춘기 시절 이러한 경험의 영향력은 성인이 되어서도 유효하다.

청소년 맞춤형 식물매개치료의 목적은 청소년의 자아존중감과 학습 능력 향상이라고 할 수 있다. 프로그램은 자아존중감 향상 단계에 따라 안정감, 자존감(자아), 소속감, 복석의식(복적), 능력 발휘(능력) 총 5단계로 구분되어 있다. 예를 들어 자존감(자아) 단계는 자신과 닮은 잔디 인형과 곡물을 이용해 자신의 모습을 표현함으로써 스스로를 이해하고 장단점을 파악하게 한다. 목적의식(목적) 단계는 대상자 스스로 원예 활동에 대한 목표를 설정하고 목표 달성치를 평가할 수 있도록 한다. 허브 삽목하기, 새싹 채소 파종하기, 새싹 샌드위치 만들기가 목적의식을 갖는 원예 활동이다.

정신적으로 어두운 터널을 통과하고 있는 청소년기 스트레스 관리를 위한 식물매개치료는 예쁘고 아기자기한 활동으로 구성되어 있다. 힘써서 땀을 내는 활동보다 접시 정원 만들기, 꽃다발 만들기, 잔디 인형 만들기 등 보는 것만으로도 마음이 힐링되는 활동이 그것이다. 프로그램은 이런 활동을 다섯 단계로 나눠 선보이는데, 자기 개방 단계는 자신의 상황을 솔직하게 표현하는 데 목적이 있다. 압화 부채 만들기 활동은 우선 자신의 고민을 메모지에 적어 집단 구성원과 나눈 후 부채 만들기에 돌입한다. 마지막에 완성한 부채로 고민을 적은 메모지를 날리게 하는 퍼포먼스는 매번 아이들에게 큰 호응을 얻는다. 또 멋지고 예쁜 결과물은 그 자체로도 아이들에게 기분 좋은 선물이 된다.

학습 부진 중학생의 자아존중감 향상을 위한 식물매개치료 프로그램

회기	단계	활동
1	안정감	압화 이름표 만들기
2	자아감	잔디 인형 만들기
3		곡물 액자 만들기
4	소속감	압화 이용 장식품 만들기
5		꽃바구니 만들기
6		포푸리 주머니 만들기
7		디시 가든 만들기
8	목적감	허브 삽목하기
9		새싹 채소 파종하기
10		새싹 샌드위치 만들기

청소년의 스트레스 관리를 위한 식물매개치료 프로그램

회기	단계	활동
1	신뢰감 형성	접시 정원 만들기
2		꽃다발 만들기
3	자기 이해	토피어리 만들기
4		테라리움 만들기
5	자기 개방	압화 부채 만들기
6		다육식물 심기
7	자기 수용	꽃바구니 만들기
8		식물 심기
9	종결	생화 리스 만들기
10		꽃다발 만들기

아동을 위한 추천 원예 활동

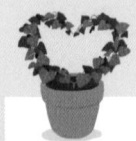 하트 아이비 화분 만들기

준비물
화분(토분), 아이비, 장식 소품, 와이어, 배합토, 마사토, 난석

활동 목표
독성 식물의 종류와 특징, 이용 방법에 대해 배운다.

활동 과정
- 독성 식물에 대해 이야기를 나눈다.
- 넝쿨식물의 특징과 장점에 대해 이야기한다.
- 활동 순서와 유의 사항을 설명한다.

기대 효과
식물의 다양성 학습, 판단 능력 향상, 손과 어깨 근육 사용, 창의력·표현력 향상

유의 사항
- 와이어 사용 시 양쪽 끝부분에 손이 다치지 않도록 주의한다.
- 사용하는 식물을 섭취하지 않고, 토분이 깨지지 않도록 주의한다.

활동 순서
1. 화분에 난석, 아이비, 배합토, 마사토 순으로 넣는다.
2. 와이어를 하트 모양으로 만들어 화분 중앙에 꽂은 뒤 아이비 줄기를 와이어에 감는다. 하트 모양 외에도 별, 동그라미, 네모 등 다양한 모양을 연출해 본다.
3. 장식 소품을 이용해 화분을 장식한다.

활동 tip
- 토분을 이용할 경우 색연필이나 크레파스 등으로 그림을 그려 나만의 화분을 만들어본다.
- 독성 식물의 종류와 특징 등에 대해 알아본다.

사례

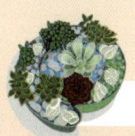 **다육식물을 이용한 달팽이 화분 만들기**

준비물
다육식물 3~4종류, 플라스틱 용기(달팽이 화분), 자갈, 조개껍질, 장식용 돌, 색깔 돌, 일회용 숟가락, 핀셋

활동 목표
다양한 형태의 다육식물을 관찰한다.

활동 과정
- 간단한 스트레칭, 체조, 대화를 통해 긴장감을 풀어준다.
- 활동 순서와 목표, 활동 도구의 사용법을 설명한다.

기대 효과
활동에 대한 기대감, 식물 관찰력 향상, 다양한 식물 생김새 관찰, 손의 기민성 향상, 자신감 및 성취감 향상

유의 사항
- 다양한 식물의 형태와 모양을 관찰할 수 있도록 시간을 준다.
- 간단한 놀이를 통해 핀셋 사용에 익숙해지도록 연습한다.

활동 순서
1. 플라스틱 용기의 중심부터 바깥쪽으로 자갈, 색깔 돌을 이용해 다육식물을 심는다.
2. 핀셋이나 일회용 숟가락 등을 이용해 식물이 흔들리지 않도록 고정한다.
3. 조개껍질, 자갈, 장식용 돌, 색깔 돌 등으로 주변을 장식한다.

활동 tip
- 활동 시기와 내상에 따라 나양한 똥뮤의 다육식물을 횔용할 수 있디. 단, 가시가 있는 선인장류는 피한다.
- 활동 후 다육식물을 관찰하고 그림 등으로 표현해 본다.

식물매개치료 3 _ **가족**
현대인의 진정한 쉼터에 불어넣는 편안한 숨

태어날 때부터 지금까지 함께 나누는 시간이 가장 많고, 가장 가까운 사람들이 가족이다. 그 때문에 기쁨과 행복, 사랑과 고마움도 나누지만 누구보다도 아픔과 슬픔, 미움과 서운함도 깊게 나눌 수밖에 없는 사이이기도 하다. 그래서 평소에는 잘 깨닫지 못하지만, 가족이 흔들리면 내가 흔들리고, 내가 무너질 때 가족은 최후의 보루, 안식처가 된다. 그런 만큼 가족 간 갈등이 발생했을 때 이를 해결하고자 하는 노력은 배가되어야 할 것이다.

현대사회에는 부모와 자식으로만 이루어진 기존 핵가족에서 자녀 없이 부부만 사는 가족, 더 나아가 1인 가족으로 그 규모가 점점 줄고 있다. 이는 젊은 층과 노년 층을 막론한다.

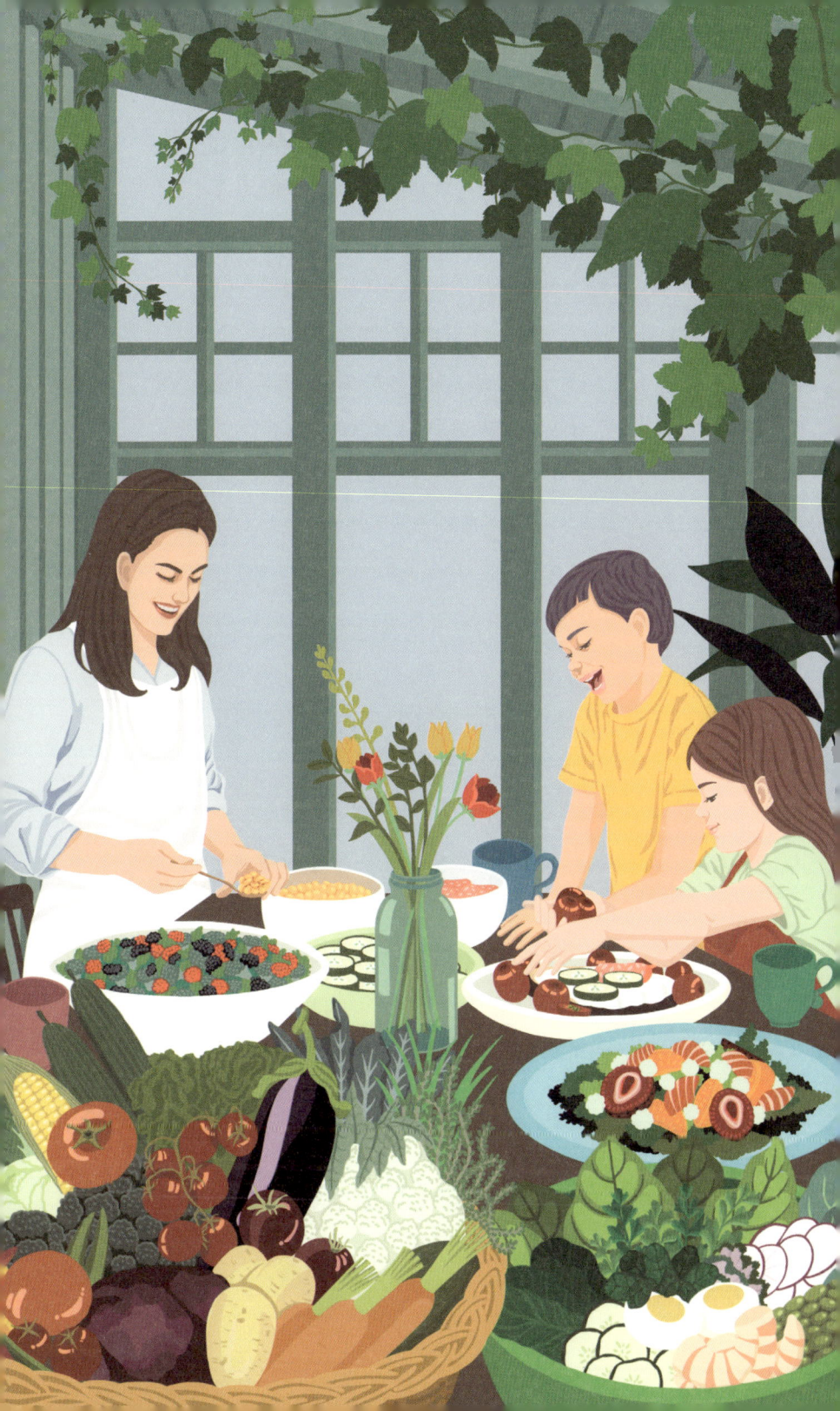

높아진 이혼율과 다문화가정으로 그 형태 또한 다양해지고 있다. 전통적 가족관계가 무조건 좋다고는 할 수 없지만, 가족 간 유대관계가 약화할 수밖에 없는 시대임은 부인할 수 없다.

분명한 것은 점점 형태와 규모를 달리하며 개인화되어가는 사회에도 가족의 의미는 퇴색하지 않았다는 사실이다. 오히려 학교, 직장, 사회에서 바쁘고 외로운 하루를 보낸 나에게 집은 힐링 공간이 되고, 가족은 더 든든한 울타리가 되어가고 있다. 그리고 식물은 이 공간과 관계에 편안한 숨을 불어넣어 치유의 힘을 발휘한다. 굳이 가족 간 문제 해결 방법으로 식물매개치료를 제시하지 않더라도 사람들은 이미 가족 간 행복과 관계 개선에 대한 해답을 식물에서 찾고 있었다. 최근 몇 년 전부터 불고 있는 '캠핑' 열풍이 그것이다. 사람들을 밖으로 내몬 것은 코로나19지만, 거리 두기와 격리가 일상이 된 세상에서 탁 트인 자연을 선택한 것은 우리의 본능이다.

우리나라도 가족의 규모가 작아지고 일 중심 문화가 널리 퍼지면서 가족 간 상호작용이 점점 더 줄고 있다. 통계청에 따르면 가족이 함께 지내는 시간이 2009년 하루 평균 171분에서 2014년 127분으로 25.7% 감소한 것으로 나타났다. 가족이 함께 보내는 시간이 줄어들면서 소통이 원활하지 못하고, 가족 간 유대감이 약해질 수 있는 것이다.

식물로 가족관계를 개선할 수 있다

이런 부정적 변화는 식물매개치료 프로그램을 통해 개선할 수 있다. 우리 연구실은 모자가 함께 참여하는 식물매개치료 활동을 통해 우울한 성향이 컸던 엄마는 복원력이 향상되고 아이와 의사소통하는 능력이 개선되면서 우울한 경향이 줄어들고, 아이는 아이코닉이 높아진 것을 확인했다. 식물매개치료가 가족관계 개선을 지원하는 역할을 한 것이다. 다문화가정 여성, 위기가정 구성원을 대상으로 한 프로그램에서는 식물매개치료가 심리·정서 안정과 가정 문제 해결에 긍정적 영향을 미쳤음을 확인할 수 있었다.

가족 상담과 식물매개치료를 융합한 프로그램 개발을 위해 적용할 수 있는 상담 이론을 조사한 결과를 토대로 가족 상담 내담자를 위한 식물매개치료 프로그램으로 '해결 중심적 가족 치료' 모델을 선정했다. 이 프로그램의 목적은 내담자가 안고 있는 문제를 최대한 단기간에 효과적으로 해결하는 것으로, 어떤 문제의 원인을 발견해야만 그 문제를 해결할 수 있다는 전통적 정신분석이나 심리학자들의 이론에 초점을 맞추는 대신 내담자가 원하는 목표나 문제 해결이 무엇인지에 초점을 두었다. 내담자가 지닌 장점과 가치를 활용해 가정 문제를 해결하고 정서적 지원을 제공하는 것이다.

우리 연구실은 해결 중심적 가족 치료 모델을 기반으로 한 총 8회기(주 1회, 한 회기당 2시간)의 식물매개치료 프로그램을 개발했다. '해결 중심적 가족 치료' 모델의 주요 치료 기법인 '질문 기법'과 '과제 주기'를 매 회기 적용했고, 가정 문제 해결에 보다 효과적이고 전문적인 식물매개치료를 실시했다.

프로그램 활동 내용은 다음과 같다. 1회기에는 치료 참여에 대한 동기부여 및 라포 형성을 위한 '서양란 심기'를 하고, 2회기에는 자신의 치료 목표를 설정하고 해결책을 고안하기 위해 '토피어리 화분 만들기'를 한다. 3회기 활동은 '다육식물 모아 심기'인데, 다육식물의 특징을 이야기하며 나의 주변 환경 기록하기를 시도한다. 건조하고 비가 자주 오지 않는 환경에서 자기만의 방법으로 생명을 유지하고 꽃을 피우는 다육식물처럼 내가 행한 우연적이면서도 필연적인 성공을 찾아내고 현재 무엇을 잘하고 있는지를 생각해 보는 활동이다. 4회기는 '플라워 박스 만들기'다. 장미와 소국, 유칼립투스로 박스를 아름답게 꾸미면서 이 꽃들처럼 나에게 일어난 뜻밖의 선물 같은 기적에 대해 이야기 나누는 시간을 갖는다. 5회기 '꽃바구니 만들기'에서는 조화롭게 어우러진 꽃들처럼 나를 둘러싸고 있는 소중한 관계에 대한 생각을 나누고 관계성에 대해 논한다. 6·7회기는 '테라리움 만들기', '실내식물 심기'를 통해 직접 꽃을 가꾸는 것으로 나아가면서 내담자로 하여금 생명을 더욱 느낄 수 있도록 한다. 그리고 마무리인 8회기에는 '꽃다발 만들기'로 프로그램을 끝마친다.

이 프로그램은 2018년 수원시 건강가정지원센터에 가족 문제로 상담을 의뢰한 이들을 상반기 14명, 하반기 16명으로 나눠 두 차례 시행했다. 상반기 14명은 가족 탄력성의 세부 항목인 가족 조직 유형, 가족 응집력, 가족 의사소통, 가족 통제감 등에서 긍정적으로 점수가 향상되었다. 하반기 16명은 가족

가족 상담 내담자를 위한 식물매개치료 프로그램

회기	단계	활동
1	서양란 심기	• 오리엔테이션 • 치료 참여에 대한 동기부여 및 라포 형성 • 가족 문제 진술
2	토피어리 화분 만들기	• 자신의 치료 목표 설정하기 • 해결책 정의
3	다육식물 모아 심기	• 해결 중심적 사고로의 전환 • 해결책 구축 질문 기법 활용(1) - 예외 질문
4	플라워 박스 만들기	• 해결책 구축 질문 기법 활용(2) - 기적 질문, 가상 질문
5	꽃바구니 만들기	• 해결책 구축 질문 기법 활용(3) - 대처 질문 - 내담자 노력에 대한 지지 - 자신의 새로운 강점 발견
6	테라리움 만들기	• 해결책 구축 질문 기법 활용(4) - 척도 질문
7	실내식물 심기	• 해결책 구축 질문 기법 활용(5) - 대처 질문
8	꽃다발 만들기	• 핵가족 문제 변화 및 레질리언스 발표 • 집단 상호 간 성장 지지와 강화

기능과 자아존중감 부분이 유의미하게 향상되었고, 우울과 불안감 또한 눈에 띄게 감소했다. 두 그룹 모두 식물매개치료 프로그램에 대해 거의 100%에 가까운 높은 만족도를 표했다.

식물매개치료가 부모와 자녀 사이에 미치는 영향은 앞서 언급한 '건강한 꼬마 도시 농부' 프로그램에서 확인한 바 있다. 부모와 자녀가 함께한 텃밭 활동이 아이의 식습관에 얼마나 실질적인 효과를 가져오는지에 대해서 말이다. 아이는 식물을 가꾸며 채소에 대한 편견을 깰 수 있었고, 부모는 아이가 좋아하는 채소를 바로 확인해 이를 식탁에 올릴 수 있었다. 그리고 가족을 대상으로 한 식물매개치료가 효과적일 수밖에 없는 이유가 또 하나 있다. 아내와 남편, 부모와 자녀, 형제자매들이 싱싱한 생명을 함께 가꾸며 공부와 일로 각자 바쁜 일상에서 충분히 나누지 못한 다정한 스킨십과 대화를 할 수 있었기 때문이다. 그야말로 진정한 '쉼'인 것이다.

해결 중심적 가족 치료+식물매개치료

사례

대상
가족 상담 내담자 중 30명

실험 내용
실내 원예 활동 위주로 구성. 상반기(14명)와 하반기(16명)로 나눠 각각 총 8회기 1회당 120분 프로그램 진행. 상반기 프로그램 운영 후 자체 평가 및 피드백 반영해 하반기 프로그램 내용 보완

측정 방법
- 총 7종의 검증된 설문지를 상반기와 하반기 프로그램에 나눠 사용. 프로그램 실시 전과 후 총 2회 평가 실시
- 상반기: 가족 탄력성, 가족 스트레스, 가족 기능 설문지 사용. 총 114문항
- 하반기: 우울, 불안, 가족 스트레스, 가족 기능 설문지 사용. 총 88문항

결과
- 상반기 8회 프로그램

참가자 14명 모두 높은 만족감 보임. 2명은 보다 장기적인 프로그램 참여를 원함. 특히 프로그램 참여를 통해 가족 문제 해결 및 해결 방안 모색에 도움이 되었다고 응답함.

- 하반기 8회 프로그램

참가자 16명 중 15명이 프로그램에 높은 만족도 보임. 프로그램 기간과 1회 실시 시간에 대해서는 모든 참가자가 만족한다고 응답. 참가자 전원이 본 프로그램이 가족 문제 해결 및 해결 방안을 찾는 데 도움이 되었다고 응답했으며, 재참여 의사를 밝힘.

식물매개치료 4 _ **노인**
백세까지 건강하고 행복하게

2014년 한 노인복지센터에서 65세 이상 노인 20명을 대상으로 도시농업 체험 프로그램을 진행했다.50 무작위로 2명씩 짝을 지어 2인 1조로 구성했는데, 공교롭게도 참가자 중 제일 젊은 65세 여성과 제일 고령인 83세 여성이 한 조가 되었다. 나이가 들면 살아온 세월만큼이나 말투, 행동, 생활 습관, 가치관 등 자기만의 세계가 확고해진다. 강한 자기주장과 센 고집은 주름진 얼굴만큼이나 강력한 노화의 증거인 셈이다. 서로의 첫인상부터 마음에 들지 않은 두 참가자는 파트너 교체를 요구했지만 원활한 프로그램 진행을 위해서라도 일단 함께 해보자고 완곡히 부탁했다. 예상대로 처음 1·2회기는 두 사람이 신경전을 벌이며 티격태격하느라 프로그램을 제대로 따라오지 못했다. 오히려 안 하는 것만 못한 결과로 끝나면 어쩌나 걱정할 정도였다.

하지만 함께 나누는 기분 좋은 노동은 한없이 멀어만 보이던 두 노인을 점차 결속시켰다. 거동이 크게 불편하지 않은 이를 대상으로 하는 식물매개치료 프로그램의 중간 회기 즈음에는 그동안 심고 가꾼 잎채소가 어느 정도 컸을 시기에 맞춰 요리 활동을 진행한다. 보통 때처럼 직접 키운 채소로 비빔밥을 해 먹었는데, 이때부터 두 노인의 관계에 새로운 바람이 불기 시작했다. 한국 사람은 '밥정'과 '밥심'으로 산다는 말이 있듯이, 싫든 좋든 함께 키운 채소로 같이 밥을 해 먹은 것이 계기가 되어 두 노인은 요리 활동을 하지 않을 때에도 함께 도시락을 나눠 먹는 절친한 사이가 되었다. 수업이 끝나고 다 함께 식사를 하는 것은 다른 참가자도 마찬가지였다. 마치 학창 시절로 돌아간 것처럼 모두 깔깔 웃으며 집에서 가져온 밥과 반찬을 나누고 서로가 키우는 식물을 칭찬해 주는 모습은 더없이 행복해 보였다.

노인들을 위한 식물매개치료의 순기능은 여기서 그치지 않는다. 즐거운 마음은 주변으로 전파되기 마련이다. 텃밭의 상황에 따라 큰 대야에 수생정원을 만들기도 하는데, 넓적한 수련 위를 뛰어다니는 개구리를 보여주기 위해 손자 손녀를 초대할 때면 주름진 얼굴은 설렘과 뿌듯함으로 가득했다. 텃밭 프로그램이 끝난 뒤 열리곤 하는 팜 파티 Farm Party 는 어김없이 동네 축제가 된다. 가족과 지인을 초대해 요리부터 데커레이션까지 모두 직접 하는 과정에서 누구 하나 싫은 내색을 하지 않는다. 역할 분담도 각자의 능력에 맞게 자연스럽게 이루어졌는데, 요리에 자신이 없는 참가자들은 텃밭 주변을 꽃과 리본 등으로 멋지게 꾸몄다. 한 번은 파티답게 드레스 코드를 정했더니 모두 수줍어하면서도 빨간색 의상을 입고 등장해 나이는 숫자에 불과하다는 것을 새삼 깨달았다.

노화는 삶의 과정

노화는 질병일까, 아닐까? 1960년대 미국에서는 본격적으로 노화에 대한 연구를 진행했다. 그로부터 무려 50여 년에 걸쳐 진행된 연구 끝에 '노화는 질병이 아니라 삶의 과정'이라는 결론에 도달했다. 누구나 겪어야 하는 인생의 한 과정이라면 어떻게 받아들여야 할까? 답은 성공적인 노화에 있다. 나이 듦의 속도를 늦추며 건강의 항상성을 유지하는 것이야말로 노인학의 궁극적 목표다. 오래도록 육체적으로 독립된 삶을 영위할 수 있도록 하는 것이다. 노인이 혼자 식사를 준비하고 산책을 하고 화장실을 가고 여가 생활을 위해 바깥 활동을 할 수 있는 능력은 인생 후반부에 돈, 친구, 가족을 앞선다.

 우리는 나이가 들수록 적어도 자립성에서만큼은 '동안'이 되어야 한다. 이는 고령화 시대에 가장 중요한 요건이 아닐 수 없다. 신체와 관련한 모든 것이 그러하듯 동안 역시 유전적 요인이 크다. 그러나 스스로를 단련하고 생활 습관을 관리한다면 정신과 육체의 노화를 늦출 수 있다. 노인의 규칙적인 신체 활동은 심장병, 고혈압, 골다공증, 비만을 예방하고 내분비계 대사 기능과 면역 기능을 향상해 노화와 관련한 사망률을 낮추고 정서적 안정을 제공한다는 연구 결과가 있다.[51]

노화는 두뇌 기능과 기억상실증 감소를 포함하는 인지기능 저하와 관련이 있다. 인지 노화는 기억의 결함, 학습 능력 및 지능의 저하, 해마 기능 상실 및 대뇌의 뇌량 감소를 동반하며 인지기능장애를 유발한다.[52] 인지기능장애란 뇌 기능이 손상되면서 인지기능이 지속적이고 전반적으로 저하되어 일상생활에 상당한 지장을 초래하는 상태를 가리킨다. 장기간 인지기능장애를 겪을 경우 인지기능 저하 단계인 치매로 이어질 수 있는데, 인지기능 저하 또는 치매는 뇌피질의 변성을 유발해 삶의 질을 떨어트린다.

치매는 사회 전체가 풀어가야 할 숙제

치매는 대표적인 노인성 질환이다. 점차 타인은 물론 스스로의 신체 활동과 자신마저 잊을 정도로 기억력이 감퇴해 엄청난 정신적 고통을 안긴다. 인간은 노화 과정에서 뇌의 내측 측두엽에 위치해 기억력을 담당하는 해마가 위축되면서 뇌의 기능과 기억력이 저하된다. 특히 40세부터는 10년마다 약 5%씩 뇌의 부피와 무게가 감소한다고 한다. 이는 알츠하이머 같은 치매의 발병 원인과 연관이 깊은 것으로 알려져 있다. 퇴행성 뇌질환인 알츠하이머는 독일의 정신과 의사 알로이스 알츠하이머 Alois Alzheimer 가 발견했다. 그는 1906년 진행성 인지기능장애, 생활 능력 상실, 망상, 환각 등의 증상을 보이는 여성 환자에게 비정상적으로 엉켜 있는 신경섬유 다발과 뇌세포 바깥에 노인성 반점이 존재한다는 사실을 밝혀낸 뒤 자신의 이름을 붙여 병명을 짓고, 1907년 이를 학계에 보고했다.

이제 치매는 더 이상 가족과 개인의 문제가 아닌 사회 전체가 함께 풀어가야 하는 건강 문제로 인식되고 있다. 2019년 중앙치매센터의 설문조사에 따르면, 60세 이상 알츠하이머 환자가 전체 노인 인구의 7.2%를 차지하는 것으로 나타났다. 알츠하이머가 발견된 지 100년이 다 되어가지만 현대 의학은 아직 치료제를 개발하지 못하고 있다. 따라서 예방이 최우선이다.

치매 예방에 효과적인 중간 강도의 원예 활동

그렇다면 어떻게 치매의 진행 속도를 늦출 수 있을까? 건강한 생활 습관이 필수다. 노인의 건강 악화, 특히 인지기능 저하의 경우 신체 활동의 부족과 체력 저하가 병증 악화의 큰 원인이 된다. 유산소운동은 노인의 인지기능과 실행 기능을 높이는 것으로 알려져 있다. 한 연구에 의하면 20분가량의 고강도 운동을 주 3회 이상하거나 30분 동안 중간 강도 운동을 주 5회 이상 하는 성인의 경우 운동하지 않는 성인과 비교했을 때 치매 위험이 1.82배 감소하는 것으로 나타났다.[53] 하지만 누구나 몸에 좋다는 것은 잘 알지만 쉽게 시작하지 못하는 것이 운동이다. 원예 활동은 이런 운동의 대안이 될 수 있다.

실외에서 이루어지는 원예 활동은 상·하지 전신 근육

을 사용하는 근력운동이라고 할 수 있다. 호미질하기, 수확하기, 물주기, 흙 섞기, 모종 심기, 멀칭하기, 잡초 뽑기, 파종하기는 걷기, 배드민턴, 수영과 비슷한 중간 강도 운동 효과가 있다. 따라서 원예 활동을 규칙적으로 하면 일상적 신체 활동으로 부족함이 없다. 여기에 시각적 만족과 결실의 기쁨까지 안겨주니 원예 활동은 소설이나 드라마로 치면 기승전결이 완벽한 최고의 신체 활동이라고 할 수 있다. 식물을 수확하고 가꾸는 과정은 타인과 소통의 기회와 소일거리를 제공해 나이가 들어도 사회성을 유지할 수 있는 수단이 된다. 게다가 다른 유형의 신체 활동보다 부상 위험이 낮아 노인에게 적합하다. 치매 환자가 아니어도 나이가 들면 건망증과 인지기능장애, 생활 능력 상실 등이 나타난다. 노인을 대상으로 하는 식물매개치료가 치매나 알츠하이머 환자는 물론 특정 질환을 진단받지 않은 노인까지 포괄하는 이유다. 실제로 건강한 노인을 대상으로 식물매개치료를 진행하는 경우가 적지 않다.

　　노인의 질병 예방 차원에서 이루어지는 치료 중에 인지기능 개선을 위한 비약물적 활동인 인지 중재 치료가 중요하다. 인지 중재 치료는 인지 훈련, 인지 재활, 인지 자극 세 가지로 분류한다. '인지 훈련'이란 기억력이나 주의력 등 어느 한 가지 인지 영역을 개선할 수 있는 프로그램을 반복 시행해 뇌의 가소성을 유도하는 치료법이다. '인지 재활'은 남아 있는 인지기능을 최대한 활용해 일상생활의 기능 장애를 줄여주는 것으로 메모장이나 타이머를 활용하는 것을 예로 들 수 있다. 마지막으로 '인지 자극'에는 기억력 증진을 돕는 지남력(시간과 장소, 상황이나 환경 따위를 올바로 인식하는 능력) 훈련, 회상 요법, 토론, 음악치료, 미술치료 그리고 식물매개치료가 해당된다. 우리 연구실의 연구 결과 중에서 20분간의 정원 가꾸기 활동이 노인의 인지 능력과 관련한 뇌신경 성장인자 BDNF, PDGF의 수치를 눈에 띄게 증가시키는 것으로 나타났다.[40]

정원 가꾸기가 노인의 인지 능력에 미치는 영향

우리 연구실은 식물매개치료가 노인의 신체에 미치는 실질적 영향력을 알아보기 위해 서울의 한 노인복지관을 방문해 65세 이상 노인 40명을 대상으로 원예 활동이 노인의 심신 건강에 어떤 영향을 주는지 살펴봤다.[40] 실험군 20명은 주 2회 60분씩 24회기에 걸쳐 텃밭 가꾸기 프로그램에 참여했다. 프로그램은 노인의 인지기능 향상을 위한 저강도에서 중간 강도의 신체 활동으로 구성했다. 각 참가자에게는 한 평 남짓한 별도의 텃밭 구획을 제공했다. 나머지 20명은 텃밭 가꾸기에 참여하지 않았다. 모든 회기가 종료된 후 두 그룹의 혈액을 채취해 텃밭 가꾸기 프로그램 전후의 인지기능과 관련된 혈액 내 지표를 분석했다.

텃밭 가꾸기 프로그램에 참여한 노인들은 노인의 인지 능력과 연관된 BDNF 수치가 유의미하게 증가한 반면, 텃밭

원예 활동이 노인의 심신 건강에 미치는 영향

사례

대상
노인복지관 65세 이상 노인 40명

실험 내용
- 20명: 주 2회 60분씩 24회(3개월) 텃밭 가꾸기 프로그램에 참여. 한 평 남짓 개별 구획을 제공해 저강도에서 중간 강도의 원예 활동 실시
- 20명: 텃밭 가꾸기에 참여하지 않음.

측정 방법
실험 전후로 두 그룹의 혈액을 채취해 인지기능과 관련된 혈액 내 지표 비교 분석

결과
텃밭 가꾸기 프로그램에 참여한 그룹
- 인지기능과 연관된 지표 BDNF 수치가 유의미하게 증가
- 혈청 트립토판과 세로토닌이 증가
- 활동이 거듭될수록 동작이 익숙해져 작업 시간이 눈에 띄게 단축됨.

(운동 능력 향상)

텃밭을 가꾸지 않은 그룹
- 인지기능과 연관된 지표 BDNF 수치 감소

을 가꾸지 않은 그룹은 BDNF 수치가 되레 감소한 것으로 나타났다. 원예 프로그램에 참여한 노인들은 회기가 거듭될수록 활동이 손에 익으면서 작업 시간이 눈에 띄게 감소했다. 한편 대사물질 등을 통해 몸속 변화를 알 수 있는 바이오마커로 확인한 결과 혈청 트립토판(사람의 성장에 필요한 필수아미노산)과 세로토닌이 증가했다.54

65세 이상 58명의 노인(남자 29명, 여자 29명)을 대상으로 실시한 실험 또한 원예 활동이 치매 예방에 어떻게 기능하는지를 보여준다. 이들은 치매나 인지기능장애 같은 정신질환 이력이 없고, 신체 건강하며, 오른손잡이에 평소 특정 약물을 복용하지 않는 노인이었다. 참가자는 식물 심기, 잎 닦아주기, 꽃병에 꽃 꽂기, 파종하기 원예 활동을 수행했다. 비원예 활동으로는 카드 게임, TV 시청, 뉴스 읽기, 얼굴 체조를 실시했다.55

이 과정에서 노인의 원예 활동에 대한 인지적 영향을 분석하기 위한 척도로 뇌파 검사와 원예 및 비원예 활동 중 노인의 심리적 반응을 조사하기 위해 기분상태척도 POMS 검사를 실시했다. 뇌파 검사 결과 잎 닦아주기, 식물 심기 등의 활동에서 전전두엽의 두뇌 활동성이 높게 나타났다. 기분상태 척도 검사에서도 비원예 활동보다 꽃꽂이, 식물 심기, 잎 세척하기를 했을 때 좋은 기분이 유지되는 경향을 보였다. 원예 활동으로 여가 생활을 즐길 경우 두뇌 활동성이 증가해 인지 기능에 긍정적 영향을 미친다는 것을 알 수 있다.

원예 활동과 비원예 활동의 인지기능 비교

사례

대상
치매나 인지기능장애 같은 정신질환 이력이 없고, 특정 약물을 복용하지 않는 신체 건강한 오른손잡이인 65세 이상 남녀 58명(남자 29명, 여자 29명)

실험 내용
- 원예 활동 - 식물 심기, 잎 닦아주기, 꽃병에 꽃 꽂기, 파종하기
- 비원예 활동 - 카드 게임, 텔레비전 시청, 뉴스 읽기, 얼굴 체조

측정 방법
활동 중 인지적 영향을 분석하기 위한 척도로 뇌파(EEG) 검사와 심리적 반응을 조사하기 위한 기분상태척도(POMS) 검사 실시

결과
- 뇌파 검사:
원예 활동에서 전전두엽의 두뇌 활동성이 높게 나타남.
- 기분상태척도 검사:
비원예 활동보다 원예 활동 시 좋은 기분이 유지되는 경향을 보임.

노인과 식물매개치료

초고령사회를 목전에 둔 지금, 인지기능 향상을 위한 식물매개치료의 역할은 점점 커지고 있다. 유럽에서는 오래전부터 치유농장을 사회보장제도와 연계해 노인, 장애인 또는 만성질환 환자 등 사회적약자의 치료 목적으로 사용하며 다양한 치유농업 서비스 케어 파밍 Care Farming 을 제공하고 있다.

국내에서도 이에 대한 필요성에 공감하는 여론이 형성되고 있다. 우리 연구실이 관련 기관에서 근무하는 전문가와 사회복지사, 복지원예사, 평생교육사 등 67명을 대상으로 설문조사를 실시한 결과, 76.1%가 치유농업 서비스를 건강보험 혜택을 받을 수 있는 국가 차원의 의료 정책으로 끌어들여야 한다고 응답했다. 이 중 88%는 특히 경증 치매 노인을 대상으로 한 정책 지원이 가장 시급하다고 답했다. 치매 환자 증가 속도가 빨라지고 치매로 인한 의료비 등 경제적 부담이 국가와 사회의 큰 문제로 대두되고 있기 때문이다. 전문가들은 국가 단위의 치매 관리 비용이 현재 약 16조 5000억원에서 2040년 약 63조 1000억원까지 증가할 것으로 내다보고 있다.

올리버 색스는 모든 노인이 인지기능장애를 앓는 것은 아니라고 했다. 따라서 우리가 뇌 기능에서 주목해야 하는 것은 평생에 걸쳐 지속적으로 발달할 수 있는 뇌의 잠재력을 어떻게 발굴하고 발달시킬 것인가이다. 그가 식물이 자라고 있는 정원을 최고의 비약물 치료법으로 꼽은 것도 이런 이유에서가 아닐까?

식물매개치료 5 _ 뇌졸중

자연스러운 움직임을 유도하고
마음은 보듬고

경기도 분당에 위치한 한 병원은 뇌졸중 환자들의 몸과 마음 속 어려움을 동시에 치유하기 위해 옥상정원을 개장했다. 식물매개치료 프로그램을 재활치료에 접목하기로 한 것이다. 원예 활동에 참여한 뇌졸중 환자는 총 20명. 담당 복지원예사는 환자들에게 개별 텃밭을 할당해 병원 생활을 하는 동안 수시로 텃밭을 관리하도록 했다. 바깥바람을 쐬며 식물을 가꾸는 일은 환자들의 신체에 활력을 불어넣고 기분을 전환시켰다. 하루하루 자라는 꽃과 풀에 집중하면서 환자 스스로도 변화하는 자신의 몸 상태를 발견하곤 했다.

팻말을 만드는 부수적 활동도 재활치료에 도움이 되었다. 팻말에 글씨를 쓰고 화단에 꽂는 행위는 손의 힘과 정교함을 요구하기 때문이다. 모두 각자의 개성을 담아 멋진 팻말을 완성했다. 노년의 한 참가자는 쌍둥이 손녀들을 떠올리며 팻말에 예쁜 그림까지 그려 넣었다. "CCTV 설치 중, 지켜보고 있다! 삼촌의 땅"이라는 재치 넘치는 글귀의 팻말도 보였다. 아주 큰 글씨로 "탈출!"이라고 적은 60대 남성의 팻말은 모두에게 힘찬 기운을 불어넣었다. 기발한 생각을 멋들어진 글씨로 완성하기 위해 참가자들은 평소보다 손에 힘을 주고 펜을 단단히 쥐었음은 물론이다.

치료가 중반에 접어들자 텃밭은 나날이 새롭게 피어나는 꽃과 풀로 더욱 풍성해졌다. 참가자들은 틈이 날 때마다 식물을 들여다보고 물을 주며 정성껏 가꿨다. 텃밭이 변화하는 모습을 사진 찍어 가족에게 보내는 일도 즐거움을 안겨주었다. 참가자들은 집단 활동으로 다른 병실 사람들과 친분을 쌓을 수 있어 병원 생활의 새로운 활력소가 되었다며 재활 프로그램에 큰 만족감을 드러냈다. 또 원예를 통한 신체 활동으로 의료기기의 의존도는 줄어든 반면 자신감은 높아졌다. 식물로 인한 정서 안정 효과가 원예 활동으로 건강해지고 있는 몸에 더욱 긍정적 영향을 끼친 것은 당연했다. 이러한 긍정적 효과는 사정상 텃밭 활동에 참여하지 못한 환자 사이에도 점차 입소문이 났다.

30대 여성 환자는 침대 옆에 둔 화분과 창밖으로 보이는 텃밭, 그리고 하늘에 뜬 무지개를 사진에 담기도 했다. 일곱 빛깔 무지개 아래 펼쳐진 초록 텃밭은 모두에게 행복과 희망을 선사했다.

식물을 통해 재활 동기 부여

뇌에 혈액이 공급되지 않아 뇌 조직이 급격하게 손상되는 뇌졸중은 세계적으로 6명 중 1명꼴로 발병할 정도로 흔한 질병이다. 한국에서는 암, 심장질환과 함께 3대 주요 사망 원인으로 꼽힌다. 뇌혈관이 막혀 발생하는 뇌경색(허혈성 뇌졸중)과 뇌혈관 파열로 인해 뇌 조직 내부로 혈액이 유출되어 발생하는 뇌출혈(출혈성 뇌졸중)로 나뉘는 뇌졸중은 오랫동안 중풍으로 불려왔다. 뇌졸중 환자의 약 80%는 편마비, 운동장애, 심리 및 인지기능장애, 제한된 일상생활 같은 심각한 장기 장애를 경험한다. 건강보험심사평가원에 따르면 뇌졸중 진단을 받은 환자는 2015년 53만 8443명에서 2021년 63만 9491명으로 6년 사이 10만 명 이상 증가했다. 60세 이상 환자가 79.8%로 가장 많지만, 최근에는 식습관과 환경이 발병 요인으로 작용해 20~30대 젊은 환자도 꾸준히 증가하는 추세다.

뇌졸중은 뇌에 치명상을 남기다 보니 후유증도 만만치 않다. 뇌 기능에 부분적 또는 전체적으로 심각한 손상을 입혀 대부분 환자가 상당 기간 이상 언어장애, 의식 저하, 편마비, 자율적 운동 능력 저하, 정서장애, 집중력 감소, 감각장애, 시각 결함 등의 증상을 겪는다. 특히 대부분 환자가 후유증으로 팔을 움직일 수 없는 상지 마비 증상을 겪어 세안, 옷 입기, 식사 등 일상생활에 어려움을 호소한다. 그만큼 뇌졸중은 재활치료가 중요하다.

그동안 뇌졸중 환자를 대상으로 한 재활치료는 실내에

서 몇 가지 도구를 이용해 개별로 진행하는 것이 일반적이었다. 재활치료는 신체가 마비된 환자라면 반드시 해야 할 필수 과정이지만 신체적 어려움만큼 정신적 고통이 뒤따르는 질환이라 환자의 꾸준한 의지가 재활치료 성공의 관건이다. 따라서 좀 더 능동적이고 다각적인 재활치료가 필요하다. 뇌졸중 재활치료의 첫 번째 목적은 일상생활의 독립성을 회복하기 위해 신체의 운동기능을 다시 습득하고 향상, 유지시키는 것이다. 그중 상지 기능의 회복과 자세 교정이 최우선이다.

뇌졸중 환자의 재활을 위한 신체적 치료는 상지 기능 훈련과 하지 기능 훈련이 있다. 상지 기능 훈련은 치료적 교정, 과제 지향적 훈련, 양측 상지 훈련, 강제 유도 운동치료, 상지 재활 로봇 훈련, 전기자극치료, 감각통합치료 등이다. 하지 기능 훈련으로는 균형감 훈련, 무게부하 훈련, 보행 훈련, 수중 치료, 전기자극 치료 등을 실시한다. 하지만 이런 치료는 동일한 방식의 특정 운동을 매일 반복 수행해야 하기 때문에 흥미를 갖고 의욕적으로 참여하기가 쉽지 않다. 참여 동기와 목적성이 금세 희박해지고 정서적 회복 과정은 더욱 더딜 수밖에 없다.

일반적으로 재활치료의 성패는 환자의 의지에 달려 있다. 이런 이유로 우울증을 동반하는 뇌졸중 환자의 경우 긍정적 결과를 얻는 데 오랜 시간이 걸리기도 한다. 내 몸을 내 마음대로 움직일 수 없다는 절망감이 회복 속도를 더디게 하는 것이다. 식물을 통해 신체 활동을 이끌어내고, 동시에 정서

원예 활동 동작이
뇌졸중 환자의 심신 건강에 미치는 영향

사례

대상
경증의 뇌졸중 입원 환자 31명(남자 16명, 여자 15명)

실험 내용
- 14명: 일반적인 재활치료 외에 식물매개치료를 주 3회, 회기당 60분씩 참여. 1.5m²의 개별 정원을 제공하고 실내외 원예 활동 수행
- 17명: 병원에서 실시하는 일반적인 재활치료 프로그램만 수행

측정 방법
- MFT: 의료 재활에서 팔의 운동 범위와 뻗기, 잡기, 옮기기, 놓기 같은 조작 작업을 이용해 생리학적 매개변수를 측정하는 뇌졸중 상지 기능 검사
- BBS: 정적·동적 균형 및 낙상 위험을 평가하기 위한 검사
- 한국형 수정바델지수 K-MBI: 개인위생, 목욕, 섭식, 계단 오르기·내리기, 옷 입기, 배변하기, 배뇨하기, 걷기, 침대로 이동하기 등 일상적인 생활 활동 10가지 수치 측정
- 환자의 우울증을 평가하기 위해 노인우울척도 검사

결과
- 실험군의 뇌졸중 환자는 상지 기능, 악력, 집는 힘, 균형 능력 및 일상생활 활동에서 유의미한 개선을 보임.
- 일상생활 활동 영역에서도 실험군만이 K-MBI 점수에서 긍정적 변화를 보임. 우울증 검사에서도 실험군 뇌졸중 환자의 평균 점수 감소. 이는 우울증의 정도가 정상 수준으로 회복됐다는 것을 의미

안정을 도모하는 식물매개치료는 이러한 몸과 마음의 틈새를 메워준다. 신체 재활이 가장 중요한 목적이므로 일반 재활치료의 과제 지향적 훈련Task-oriented Training을 바탕으로 화분 옮기기, 흙 담기, 파종하기, 식물 심기, 물주기 등을 실시한다. 이는 곧 물 마시기, 식사하기, 걷기, 의자에 앉기 같은 일상생활 동작을 가능하게 하는 과제다. 신체 활동량과 자극점은 비슷하지만 매일의 목표와 성과를 육안으로 확인할 수 있는 데다 심지어 바라볼수록 기분 좋은 생명이라는 점은 회복 의지를 북돋는 요소가 된다. 이를테면 식물이 성장하는 것처럼 매일매일 자신의 몸이 나아지는 것을 경험하면서 계속해서 재활 동기를 부여하는 것이다. 실제로 뇌졸중 환자들은 다양한 치료법 중 꽃 장식이나 식물 심기 등 식물매개치료 프로그램을 가장 선호하는 것으로 조사됐다.[54]

손가락 힘 향상 훈련을 통한 일상 회복

남자 16명, 여자 15명 뇌졸중 환자를 대상으로 실시한 실험은 원예 활동 동작이 뇌졸중 환자의 신체적·심리적 건강에 미치는 영향에 대해 보다 구체적이고 과학적인 근거를 제시한다. 실험 대상자는 경증의 뇌졸중 입원 환자였다.[55] 그중 실험군인 14명은 병원에서 실시하는 일반적인 재활치료 외에 식물매개치료를 주 3회, 회기당 60분씩 참여했고, 나머지 17명은 대조군에 합류해 일반적인 재활치료 프로그램만 수행했다. 식물매개치료 프로그램은 실내 및 실외 원예 활동으로 구성해

뇌졸중 환자의 상지 기능 및 균형감 향상을 위한 식물매개치료 프로그램

회기	단계 (과제 지향적 훈련)	세부 목표	주요 기능적 동작	활동
1	뻗기-잡기 1 (부분 동작 연습)	• 상지 기능 증진 • 정적 균형감 증진	• 뻗기-잡기 동작 단계별 연습 • 원예 재료 위치에 따른 뻗기 연습 • 잡기 유형 연습 • 한 회기당 30회 동작 반복	식물 심기
2				
3				
4				수경재배
5				종자 파종 및 삽목
6	균형감 증진 1 (부분 동작 연습)	• 동적 균형감 증진	• 균형감 훈련 동작 (한 발 내딛기, 쭈그려 앉기, 구부리기) 단계별 연습 • 한 회기당 30회 동작 반복	텃밭 계획 및 텃밭 구매하기
7				꽃모종 심기
8				허브 식물 심기
9				
10	뻗기-잡기 2 (전체 동작 연습)	• 상지 기능 증진 • 정적 균형감 증진	• 뻗기-잡기 전체 동작 연습 • 원예 재료 위치에 따른 이동시키기와 놓기 연습 • 한 회기당 45회 동작 반복	식물 심기
11				
12				
13				
14				
15				
16	균형감 증진 2 (전체 동작 연습)	• 동적 균형감 증진	• 균형감 훈련 동작 반복 연습 • 한 회기당 40회 동작 반복	꽃모종 심기
17				
18				

뻗기, 잡기, 균형 능력 훈련을 중심으로 수행했고, 실험군에게는 1.5m²의 개별 정원을 제공했다.

MFT Manual Function Test는 의료 재활에서 팔의 운동 범위와 뻗기, 잡기, 옮기기, 놓기 같은 조작 작업을 이용해 생리학적 매개변수를 측정하는 뇌졸중 상지 기능 검사다. 쥐는 힘과 집는 힘은 수압식 손 동력계와 유압 핀치 게이지를 사용해 측정하고, 균형 능력은 병원에서 환자의 기능을 평가할 때 일반적으로 사용하는 BBS Berg Balance Scale를 동원했다. BBS는 정적·동적 균형 및 낙상 위험을 평가하기 위한 검사로, 14개 항목 각 4점씩 총 56점이다. 인간의 가장 일상적인 생활 활동 열 가지인 개인위생, 목욕, 섭식, 계단 오르기·내리기, 옷 입기, 배변하기, 배뇨하기, 걷기, 침대로 이동하기 등의 수치는 한국형 수정바델지수 K-MBI Korean Modified Barthel Index를 이용해 측정했다. 환자의 우울증을 평가하기 위해 단축형 노인 우울척도 검사를 실시했는데, 우울증 증상이 심할수록 점수가 높게 나타난다.

검사 결과 실험군의 뇌졸중 환자는 상지 기능, 악력, 집는 힘, 균형 능력 및 일상 활동에서 유의미한 개선을 보인 반면, 대조군은 유의미한 차이가 나타나지 않았다. 일상생활 활동 영역에서도 실험군과 대조군의 차이는 명확했다. 실험군만이 K-MBI 점수에서 긍정적 변화를 보였으며, 우울증 검사에서도 평균 점수가 감소했다. 이는 우울증의 정도가 정상 수준으로 회복됐다는 것을 의미한다.

만성질환과 식물매개치료

나이가 들면 다양한 신체 기능 저하, 대사 시스템 장애 같은 건강 문제가 뒤따르며, 이는 직간접적으로 심혈관질환을 유발하고, 혈압에도 악영향을 미친다. 고혈압, 당뇨, 뇌졸중은 혈관계질환으로 사실상 하나로 연결돼 있는 것이나 다름없다. 혈관계 및 면역 기능 개선을 목표로 만성질환자에게 우리 연구실에서 개발한 식물매개치료 프로그램을 시행한 후 혈액검사를 실시했는데, 결과는 예측한 대로였다. 실험 대상자의 고밀도지질단백질 High-density Lipoprotein 수준, 혈압, 면역 관련 변수 Tumor Necrosis Factor-α가 크게 개선되었다. 이는 원예 활동이 고혈압, 당뇨, 뇌졸중과 연관이 있는 인체의 혈중 지질, 혈압, 혈중 염증표지자 수치에 효과가 있음을 보여주는 것이다.[56]

규칙적이고 꾸준한 신체 활동은 만성질환을 예방하고 관리하는 데 매우 중요하다. 만성질환자라면 주 3회 이상 걷기나 산책 같은 규칙적인 운동이 필수다. 원예 활동은 자연스럽게 움직임을 유도해 운동 효과를 얻을 수 있어 똑같은 동작을 반복하는 것이 지루하고 귀찮아 운동을 하기 싫다고 말하는 사람에게 흥미로운 방법이 아닐 수 없다. 또한 텃밭 활동을 통해 허리둘레·혈압·콜레스테롤·우울감 감소, 근력·신체 기능·손 기능·면역력·인지기능 향상 등 심신 건강을 증진할 수 있다. 무엇보다 식단 관리가 필수인 만성질환자에게 텃밭 활동은 직접 재배한 친환경 먹거리를 이용해 건강한 식사를 할 수 있는 최선의 해결책이다.

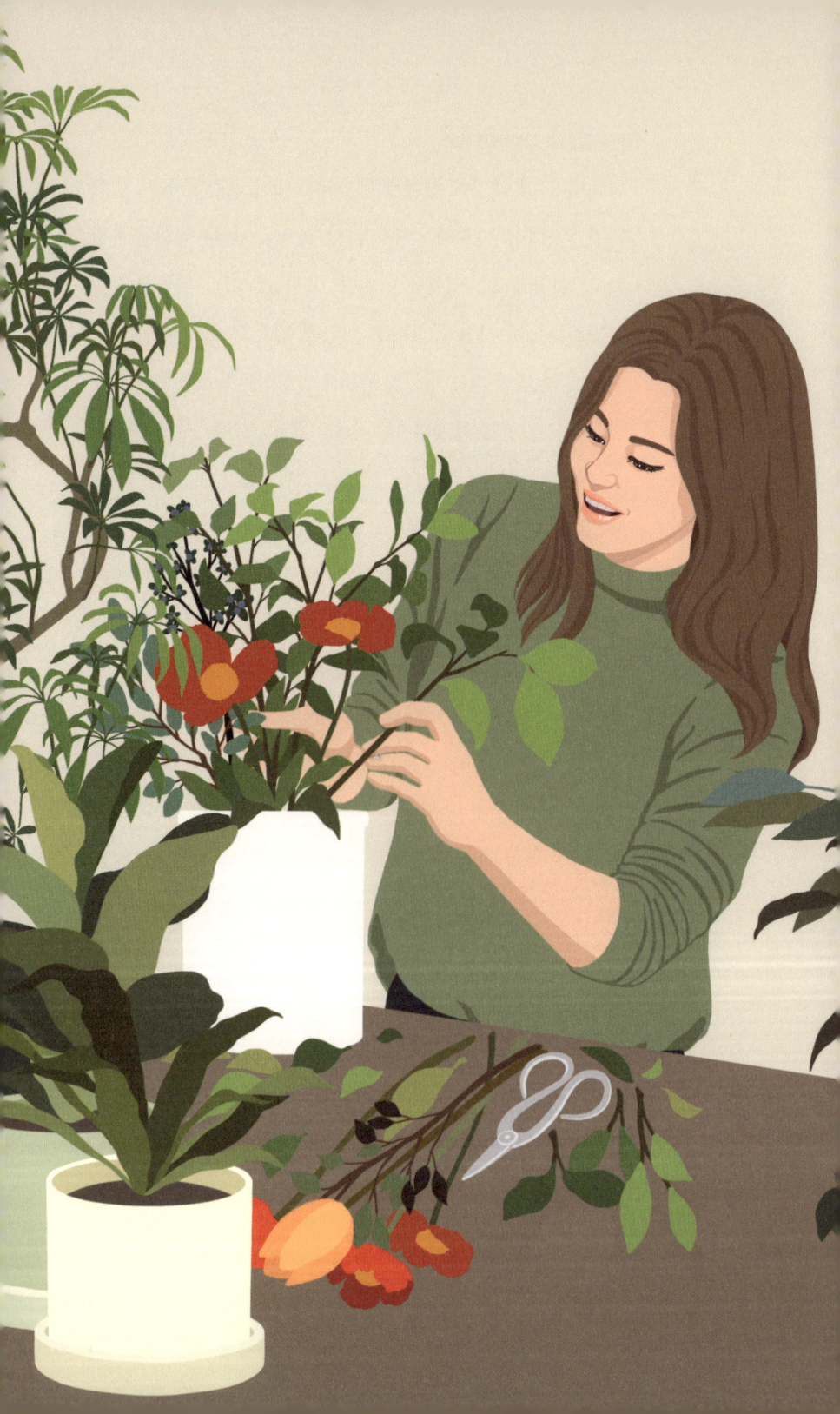

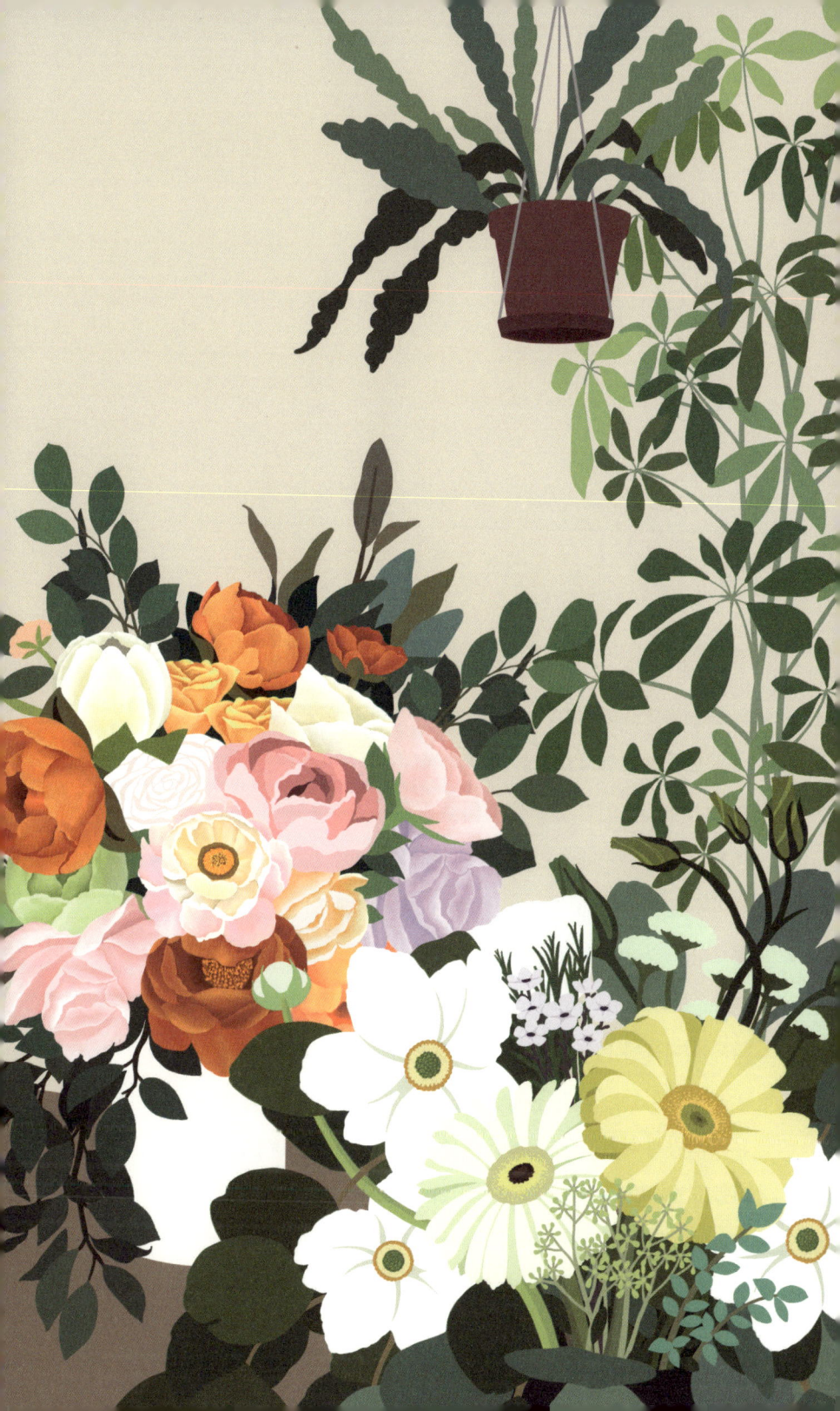

식물매개치료 6_ 우울 및 스트레스

빈 화분처럼
공허한 마음을 채운다

한 70대 남성은 뇌졸중으로 쓰러진 후 우울증을 겪고 있었다. 대부분 질환이 그렇지만, 마비 증상을 동반하는 뇌졸중은 특히 우울증이 함께 찾아오는 경우가 많다. 그가 받은 프로그램은 스트레스의 원인을 인지·파악하고 원예 활동을 통해 스트레스 상황에 대처하는 연습을 하는 것이 목적이었다. 그는 휠체어를 밀어주는 아내에게 단단히 화가 난 말투와 목소리로 치료실을 찾았다. 누가 봐도 감정이 격앙되고 불안한 모습이었다. 첫 회기는 화분에 식물을 심는 활동으로 진행했는데, 화분을 마음에 비유해 그의 화분에는 어떤 마음이 담겼는지 이야기를 나누는 시간을 가졌다. 그는 자신의 마음은 빈 화분처럼 공허하다고 했다. 특히 병원 생활을 하는 내내 아내와 충돌이 잦다면서 아내가 바로 자신의 스트레스 원인이라고 꼬

집었다. 식물매개치료의 장점 중 하나가 치료의 결과물을 타인에게 선물할 수 있다는 것이다. 그에게 오늘 작업한 화분을 누구에게 선물하고 싶은지 묻자 가져가고 싶지 않다며 짜증을 내고는 밖으로 나가버렸다.

다음 회기에서는 그가 주요 스트레스 원인이라고 지목한 아내와의 관계 개선을 세부 목표로 정하고 치료를 진행했다. 아내를 좀 더 이해하려고 해보고, 아내와의 갈등 상황을 슬기롭게 해결하기 위한 방법을 모색하고, 갈등을 줄이기 위한 부부 간 대화법 등을 연습했다. 예를 들어, 관엽식물과 다육식물처럼 특성이 다른 식물의 모습을 관찰하고 비교하면서 식물 간 공통점과 차이점을 찾아보았다. 이를 연결해 환자와 아내의 공통점과 차이점을 파악하고, 아내의 입장에서 생각해 보는 시간을 가졌다. 한번은 분갈이가 필요한 식물을 활동 재료로 준비했다. 해당 식물의 어려움을 해결하기 위한 적절한 방법을 얘기한 후 분갈이와 꺾꽂이 작업을 함께하며 식물이 잘 생장할 수 있는 환경을 직접 만들어나가는 치료 활동을 진행했다. 그 과정에서 자연스럽게 최근 발생한 아내와 갈등 상황에 대해 이야기를 나누게 되었다.

프로그램 초반에만 해도 그는 치료에 매우 비협조적이었다. 다른 사람의 말을 듣기는커녕 무조건 화낼 준비를 한 사람처럼 보였다. 그러나 치료 중반에 접어들면서 한 주간 있었던 아내와의 갈등 상황을 차분히 공유하고 이를 해결하기 위해 점점 고민하는 모습을 보였나. 치료 후반에 들이서서는 활동 결과물을 아내에게 선물해도 좋을 것 같다고 말했다. 그러면서 아내에게 한 번도 선물한 적이 없어 어떻게 해야 할지 모르겠다는 고민을 털어놓았다. 담당 복지원예사는 그가 아내에게 선물하면서 고마운 마음을 표현하는 방법도 함께 연습하기로 했다. 꽃꽂이를 하면서 아내의 좋은 점과 고마운 점에 대해 이야기를 나누었다. 그는 아내가 자기 생활을 포기하고 자신을 간병해 주는 것이 가장 고맙고 미안한 일이라며 진심을 털어놨다. 그러면서도 계속해서 아내에게 선물하는 일이 남사스럽다고 통박을 줬다. 그날 그는 치료가 끝나는 시간에 맞춰 자신을 데리러 온 아내에게 꽃을 내밀며 "어이, 이거 창문 옆에 둬"라고 말하는 데 성공했다.

이후 원예 활동 결과물을 아내에게 선물하는 일이 계속됐다. 토피어리를 만들었을 때는 "내가 당신 얼굴을 생각하면서 꾸민 거여. 그동안 고생했네"라는 다정한 말과 함께 완성품을 아내에게 건넬 정도였다. 부부 관계는 점점 개선됐고, 그의 표정은 한결 부드러워졌다. 모든 치료가 끝난 후 그는 힘들었던 병원 생활이 편안해졌고, 재활치료에도 집중할 수 있게 됐다는 소감을 전했다. 더불어 아내와 함께하는 식물매개치료 프로그램이 있다면 꼭 참여하고 싶다고도 했다.

할 수 있다는 자신감

한 50대 여성의 사례도 인상적이었다. 그 역시 뇌졸중 환자였는데, 식물매개치료를 시작한 것은 수술하고 얼마 지나지 않앉을 때였다. 환자는 하루아침에 자신의 신체 기능에 제약이 생긴 것을 비관하는 감정이 매우 심했다. 오른손잡이인 그는 우측 마비로 간단한 동작을 수행하는 것조차 어려움을 겪으며 그때마다 좌절을 경험했다. 그로 인해 깊은 우울감을 느끼는 상황이었다. 당연히 손을 주된 도구로 사용하는 원예 활동에도 부정적 시각을 갖고 있었다. 그중 가장 거부한 활동은 팻말을 만드는 것이었다.

치료 초반에 진행된 '목표 화분 만들기' 활동은 재활치료가 진척되면서 환자에게 식물이 자라는 만큼 대상자의 치료 목표도 달성될 것이라는 믿음을 심어준다. 우선 환자에게 자신의 치료 목표를 직접 작성하게 했다. 그의 목표는 '성공적인 재활'이었다. 프로그램 종료 후에는 '손을 잘 움직일 수 있고, 글씨를 예전처럼 잘 쓸 것이다', '휠체어에 덜 의존할 것이다', '웃는 얼굴을 할 것이다' 등 소망을 구체적으로 말했다. 그러나 그는 팻말에 이를 직접 쓰는 것은 거부해 담당 복지원예사가 작성을 도와줬다. 그리고 환자의 재활 동기 증진과 프로그램 참여 시 손을 많이 사용하도록 격려하는 것을 세부 목표로 정했다. 손 사용에 거부감을 갖는 환자의 마음을 돌리기 위해 함께 식물을 심었다. 그러고는 식물이 잘 생장하기 위해 어떤 노력이 필요한지 함께 알아봤다. 이후 이를 환자의 상황과 연계해 치료에 성공하려면 어떤 노력을 해야 하는지 구체적 계획을 세워보는 시간을 가졌는데, 그는 스스로 손 기능 재활을 위해서는 양손을 많이 움직여야 한다고 말했다. 프로그램의 방향과 일치했다.

처음에는 환자가 치료에 거부감을 갖지 않도록 마비 증상이 없는 왼손을 이용해 흙 옮기기, 화분 옮기기 같은 비교적 난도가 낮은 원예 활동을 배치했다. 반복적 성공 경험은 움직임이 불편한 오른손을 사용하는 데 자신감을 불러왔다. 회기가 거듭되면서 식물 옮기기, 이름표에 식물 이름 쓰기, 씨앗 집기 등 난도가 조금 높은 활동을 왼손으로 수행하게 하면서 직접적 참여도를 높였다. 치료 후반부에는 왼손의 도움을 받아 마비된 오른손을 조금씩 사용할 수 있게 되었다. 그 무렵 병원에서 크리스마스트리 장식 행사가 열렸다. 사람들이 소망 카드를 적어 트리에 걸었는데, 이를 본 환자가 자신도 오른손으로 카드를 써보고 싶다고 했다. 그는 복지원예사의 도움을 받아 비록 삐뚤삐뚤한 글씨지만 직접 소망을 써 내려갔다. 환자는 그 순간 인생이 새롭게 시작되는 기분이었다고 고백했다.

타인과 공감하고 긍정적 마음으로 바꾸는 계기

사람은 혼자 있을 때 외로움을 느껴 마음이 울적해지지만, 집단 속에서 오히려 공허함이 커지기도 한다. 게다가 자유의지보다는 규율이, 개인보다는 집단이 우선시되는 사회에 속해 있다면? 우울감에 빠지거나 스트레스로 괴로워하지는 않는지 지속적으로 관심을 가질 필요가 있다. 학교 담장을 넘어 이제 막 성인이 돼 활기 넘치는 20대 초중반 남성이 2년 동안 학교보다 더욱 엄격한 규율 아래 한 공간에서 의무적으로 함께 지내야 하는 군대가 대표적이다. 집단생활을 유지하기 위한 위계질서와 명령이 절대적이고 신체 단련을 강조하는 만큼 상실감, 대인관계의 어려움, 우울, 불안, 좌절감, 무기력, 스트레스 같은 정신적 고통이 증가할 수 있다. 폐쇄적인 군대가 지니는 특수성은 심리적 혼란을 가중할 수 있으며, 이로 인해 사회적으로 심각한 문제를 초래하기도 한다. 보편적으로 가장 신체 건강한 사람이라고 여겨지는 군인에게 식물매개치료가 필요한 이유다.

실제로 대한민국 육군본부는 조기 적응 지원 및 비극적 사고 예방을 위한 목적으로 사단 단위로 비전 캠프, 그린 캠프 등 집단상담 형태의 심리치료 프로그램을 운영하고 있다. 식물매개치료는 여기서 한 발 더 나아가 식물 키우기를 통해 대상과 상호적 교감을 일으키며 마음 회복과 재활을 추구한다. 개개인이 마음을 다독이고 스스로 변화할 수 있도록 보조하고 치유를 돕는 것이다. 우리 연구실은 2014년 장병들의 자기 복원성을 높이고 군 생활에서의 스트레스를 해소할 수 있도록 집단 식물매개치료 프로그램을 실시했다. 이 프로그램은 장병들의 군 생활 적응에 영향을 미칠 수 있는 요인을 찾고, 그들의 군 생활 적응력 향상을 위한 자기 표현 모형을 기반으로 한다.

경기도에 위치한 공군 장병들을 대상으로 한 프로그램으로, 참가자는 군부대 게시판에 관련 포스터를 올려 모집하고, 이 중 정신적 측면의 개선 결과에 영향을 미칠 수 있는 다른 요인을 배제하기 위해 군 심리상담사에게 상담을 받지 못한 사람, 건강 관련 문제로 신체적 구속이 없는 사람을 선정했다. 전체 참가자 60명 중 제비뽑기를 통해 30명은 식물매개치료 프로그램 실험군에, 다른 30명은 대조군에 합류했다. 연령, 복무 기간, 직급, 학력, 종교 등 참가자들의 인구통계학적 정보도 수집했다. 총 10회에 이르는 프로그램의 전체 출석률은 85.6%로 매우 높았다. 근무 중, 휴가, 외박 등의 결석 사유를 감안하면 거의 모든 장병이 참가한 셈이다.

군 생활 적응 능력 개선을 위한 식물매개치료 프로그램은 군부대 내 교육실에서 주 1회 90분간 진행되었다. 참가자 5~6명이 한 조가 되어 이름표 만들기, 식물 심기, 압화로 카드 만들기, 토피어리 만들기, 에코백 만들기, 꽃꽂이하기, 꽃으로 게시판 장식하기 등의 활동을 이어갔다. 식물을 만지고 식물로 무엇을 만들면서 동시에 장병들의 자기 표현력을 키우는 데 중점을 두었다. 억압된 감정을 표현함으로써 군 생활 적응력 향상을 이끌어낼 수 있기 때문이다. 프로그램 전후로는 심리적 상태에 대한 설문조사를 실시해 그 차이를 확인하도록 했다.

프로그램이 마무리된 후 실험군 참가자들은 군 생활에서의 스트레스를 제외한 정서불안, 우울, 자기 회복력, 대인관계, 적응력 등에서 통계적으로 유의미한 변화를 보였다. 반면 대조군 참가자들의 통계에서는 그 차이를 찾을 수 없었다. 식물매개치료 프로그램이 군 생활 적응에 영향을 미치는 불안과 우울의 수위를 낮춘 것이다. 이는 세션별 프로그램 활동이 군 적응을 위한 장병들의 치유에 효과가 있었음을 입증한다. 예를 들어 식물 심기를 통해 장병들은 자신이 속한 집단에서 감정을 공유하고 해소할 수 있었으며, 이는 같은 조직 내 다른 구성원들과 소통함으로써 타인의 상황을 이해하고 공감할 수 있는 계기가 됐다.

건장한 청년들은 수경재배에 남다른 호기심을 보이기도 했으며, 자신의 화분을 타인에게 주는 과제는 참가자들로 하여금 타인의 감정을 인지하고 부정적 마음을 긍정적으로 바꿀 기회를 제공했다. 무엇보다 식물을 돌보는 행위 자체가 나와 같은 사람, 소중한 생명인 타인의 존엄성을 숙고하는 계기가 됐다고 말하는 참가자도 있었다. 실험군 장병들의 만족도 조사 결과에서는 '매우 만족' 73%, '만족' 27%로 만장일치에 가까운 지지를 얻었다. 활동으로는 수경재배가 61%로 가장 큰 호응을 얻었으며, 그다음으로는 꽃꽂이(56%), 식물 심기(55%), 공예품 만들기(54%) 순이었다. 사실 그 차이가 워낙 근소해 참가자 대부분이 활동을 골고루 즐긴 셈이다.

우울증과 식물매개치료

'마음의 감기'라고 하는 우울증은 우울감과 활동력 저하가 특징인 정신 상태를 가리킨다. 사람이라면 누구나 많든 적든 스트레스를 안고 살아가는데, 이러한 스트레스가 우울로 이어지기는 아주 쉽다. 심한 스트레스와 우울증은 무기력함을 불러온다. 심해지면 신체 건강과 정상 행동에 부정적 영향을 끼쳐 일상생활을 영위할 수 없게 한다. 어디까지나 의학적 치료가 필요한 질병이다.

우울증과 스트레스는 다른 질환의 후유증으로 모습을 드러내기도 한다. 우울증은 뇌졸중이나 치매의 증상 중 하나다. 뇌졸중을 겪은 사람이 그렇지 않은 사람보다 불안과 우울감이 높고 자살 사고 위험이 높다는 연구가 있다.[57] 질환의 원인이 되기도 하고, 그로 인한 결과일 수도 있는 만큼 우울증과 스트레스는 명백히 치료와 재활이 필요하다. 그렇다고 특정 질환자만의 문제도 아니다. 심한 경쟁사회를 사는 현대인은 누구나 조금씩 우울한 기분에 빠진다. 코로나19의 유행으로 우울감이 사회 전반에 걸쳐 더 짙어졌다. 사태가 장기화하고 사람들의 고립감과 심리적 불안은 더없이 팽배해졌다. 2021년 보건복지부가 실시한 국민정신건강실태 조사에 따르면, 팬데믹 이후 우울 위험군 비율이 22.8%까지 지속해 증가했다. 이는 코로나19 직전인 2018년의 3.8%보다 6배가량 증가한 것이다.

우리 연구실은 특별히 진단받은 질병이 없는 노인을 대상으로 우울증 완화를 위한 식물매개치료를 실시했다.[58] 코르티솔, 인지, 우울, 신체검사를 대조하는 실험이었다. 실험군 14명, 대조군 14명 총 28명의 노인이 참여한 이 실험은 원예 활동의 장소가 얼마나 중요한 요소인지를 알려주는 것과 동시에 식물 가꾸기 자체의 힘을 보여줬다. 평균연령 80세가량인 노인들은 주 1회 90분씩 총 10회기에 걸쳐 진행한 원예 재배 활동 중심의 프로그램에 참여했다. 실험군은 야외에서 진행되는 프로그램에 참여했고, 대조군은 실내에서 원예 활동을 수행했다.

야외 활동에 참여한 노인 집단의 경우 이전과 이후 급

우울증 완화를 위한 식물매개치료

사례

대상
평균 연령 80세의 특별한 질병이 없는 노인

실험 내용
- 1회 90분씩 총 10회기에 걸쳐 실시. 원예 재배 활동 중심의 프로그램으로 구성
- 실험군 14명: 야외 원예 활동
- 대조군 14명: 실내 원예 활동

측정 방법
실험 전후 코르티솔, 인지, 우울, 신체검사 대조 분석

결과
- 야외 활동에 참여한 노인 집단의 경우 이전과 이후 급성 스트레스에 반응해 분비되는 물질인 코르티솔이 7.56에서 3.80으로 절반이나 감소. 단, 실내 원예 활동에 참가한 대조군 노인들의 코르티솔도 야외 활동 그룹만큼은 아니지만 유의미한 감소율을 보임.
- 야외 활동에 참여한 노인 집단의 우울증 유병률(GDS-SFK)이 그렇지 않은 노인 집단보다 3분의 1 가까이 떨어짐.

성 스트레스에 반응해 분비되는 물질인 코르티솔이 7.56에서 3.80으로 절반이나 감소했다. 두 그룹은 우울증 유병률에서도 차이를 보였다. 야외 활동에 참여한 노인 집단의 우울증 유병률은 그렇지 않은 노인 집단보다 3분의 1 가까이 떨어졌다. 놓치지 말아야 할 사실은 실내 원예 활동에 참가한 대조군 노인들의 코르티솔도 야외 활동 그룹만큼은 아니지만 유의미한 감소율을 보였다는 것이다.

장성한 자식의 독립과 갱년기 등으로 누구보다 우울증 발병률이 높은 50~60대 여성에게 식물매개치료는 신체적·심리적 효과가 더욱 컸다. 식물매개치료에 참여한 중년 기혼 여성과 그렇지 않은 일반 중년 기혼 여성을 비교한 실험에서 치료에 참여한 중년 기혼 여성은 자기 정체성이 향상되고 우울감과 불안감이 현저히 줄어든 것으로 나타났다.59 극심한 우울증으로 1년 넘도록 집 밖을 나가는 것조차 힘들었다고 고백한 한 60대 여성은 텃밭이 인생을 바꾸었다며 원예 활동을 극찬했다. 노년에 접어들며 몰려드는 무기력함과 상실감으로 삶을 포기하다시피 하다가 텃밭에서 채소를 기르며 삶의 재미와 기쁨을 되찾았다는 것이다. 그러면서 식물을 가꾸는 일이 자식을 키우는 일처럼 다가온다며 만족감을 표했다. 작은 씨앗이 열매를 맺는 과정을 함께하고, 이렇게 땀 흘리며 키운 채소를 가족과 나눠 먹을 때 마치 예전의 삶으로 돌아간 듯 행복했다는 것이다. 그로 인해 삶의 재미와 기쁨을 되찾았다고 말할 때는 벅찬 감정마저 드러냈다.

식물매개치료 7 _ 조현병

환청과 망상에서 벗어나다

조현병은 가장 많은 오해와 편견에 둘러싸인 정신질환 중 하나다. 이 질환에 대한 사람들의 통상적 관심과 표면적 지식 이상의 정확한 정보는 알려진 것이 많지 않다. 조현병은 뇌신경이 조율되지 않아 비현실적 지각과 비논리적 사고, 감정 반응 장애가 나타나는 정신과적 만성질환이다. 망상, 환청, 불균질한 언어와 행동, 정서둔마, 현실 왜곡 등의 증상이 주로 나타나고 사회적 기능이 저하될 수 있다. 미디어에서나 다루는 희귀한 질환 같지만 실제로 국내 조현병 환자의 수는 꾸준히 증가하고 있다. 건강보험심사평가원에 의하면 2018년 기준 12만 1439명이 조현병 진단을 받았다고 한다. 이는 정신질환자의 약 70%에 해당하는 것이다.

　　조현병 발병 원인은 아직 명확히 밝혀지지 않았다. 지금까지의 연구 조사 결과로 보면 뇌질환, 유전, 스트레스 등 다양한 유전적·환경적 요인이 복합적으로 작용하는 것으로만 알려져 있다. 특히 병에 취약한 소인을 지닌 사람에게 스트레스가 가해질 때 발병 가능성이 높다. 조현병의 가장 두드러지는 특징으로는 사고장애와 지각장애, 감정장애, 충동조절장애, 의욕 및 행동 장애, 인지기능장애가 있다. 이는 크게 양성 증상과 음성 증상, 그리고 일반병리학적 증상으로 나뉜다. 기존 조현병 치료는 향정신성 약물에 의존하는 경향을 보였으나 정신 건강 전문가들은 약물로 사회적·인지적·정서적 고통을 조절하는 것에는 한계가 있는 만큼 약물치료를 보완한 통합치료의 필요성을 거론하고 있다.

원예 활동으로 성취감을 맛보다

원예 활동이 정신 건강은 물론 정신과적 질환을 치료하는 데 효과가 있다는 연구 결과는 국내외에서 꾸준히 발표되어 왔다. 벤저민 러시는 정원 환경이 정신적 질환을 가진 사람을 치료하는 데 효과가 있다고 보고했다. 올리버 색스도 조현병을 비롯한 정신질환 개선에 환경과 원예 활동이 중요하다는 사실에 주목했다. 의료기기의 부재가 오히려 병에 대한 원예의 영향력을 주목하는 계기가 된 것이다. 17세기 영국 명예혁명과 18세기 프랑스대혁명을 거치며 인간의 존엄성이 새로이 조명되는 천지가 개벽하는 세상이 도래했지만 의학 발달은 별개의 문제였다. 여전히 정신병 치료제가 개발되지 않았던 19

세기에는 뇌에 집중하는 대신 몸과 마음을 치유할 수 있는 환자의 주변 환경에 관심을 기울이는 병원이 생겨났다. 감금이나 차단 등 기존 치료 방향과 거리를 둔 이런 병원은 넓은 부지에 전망이 탁 트인 건물을 짓고, 환자들이 자유롭게 활동할 수 있는 들판과 농장을 마련해 공동체 삶을 유도했다. 정신질환자를 위한 치유농장 공동체를 운영해 온 마을도 있었다.

정식으로 규정되지만 않았을 뿐 일찌감치 조현병 환자를 위한 치료법으로 활용된 식물매개치료는 현대에 접어들며 그 치유력을 인정받았다. 다양한 실험과 연구를 통해 원예 활동이 조현병 환자의 병증 완화에 고무적 역할을 한다는 것이 드러났기 때문이다. 우리 연구실은 20~40대 성인 조현병 환자 28명을 실험군 15명, 대조군 13명 두 그룹으로 나눠 두 달간 식물매개치료를 실시했다.[60] 참가자의 절반이 25세 이전에 발병했고, 그다음으로 35세가 넘어 발병한 경우가 많았다. 7명을 제외하면 모두 조현병으로 입원한 경험도 있었다. 15~20분간 이론 수업 후 실제 활동 프로그램이 이어졌다. 실험군 환자들은 텃밭 만들기, 식물 심기, 물주기, 제초하기, 비료 주기, 수확하기 같은 다양한 원예 활동에 참여했다.

총 10회기 프로그램을 마친 환자들의 상태를 양성 및 음성 증후군 척도 PANSS Positive and Negative Syndrome Scale 와 간이 정신병리평가 척도 BPRS Brief Psychiatric Rating Scale 를 이용해 평가했다. 식물매개치료에 참여한 실험군의 PANSS 결과는 프로그램에 참여하기 전보다 참여한 이후에 유의미하게 개선되

양성 및 음성 증후군 척도

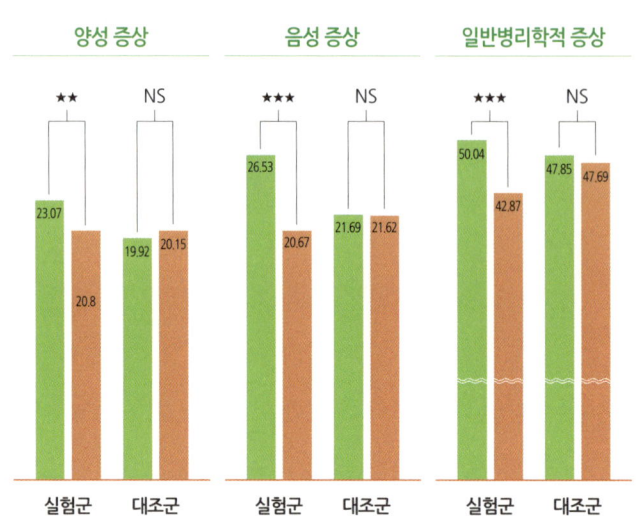

간이정신병리평가 척도

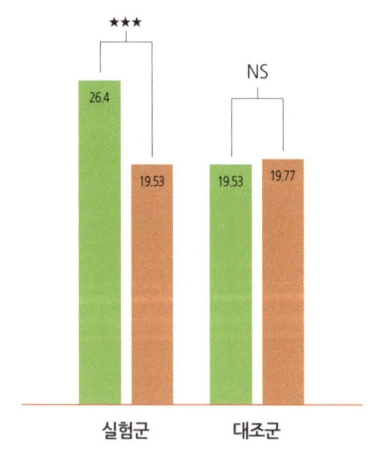

■실험 전　■실험 후

※ 통계적 유의성이 있는 것은 중요도에 따라 별 개수로 표시
　통계적 유의성이 없는 것은 NS로 표시

성인 조현병 환자의 식물매개치료

사례

대상
20~40대 조현병 환자 28명

실험 내용
실험군 15명, 대조군 13명 두 그룹으로 나눠 2개월간 식물매개치료 실시. 실험군 환자들은 총 10회기 프로그램 수행. 매회 15~20분간 이론 수업 후 텃밭 만들기, 식물 심기, 물주기, 제초하기, 비료 주기, 수확하기 같은 다양한 원예 활동에 참여

측정 방법
양성 및 음성 증후군 척도 PANSS와 간이정신병리평가 척도 BPRS 를 이용해 평가

결과
- 실험군의 PANSS 결과는 프로그램에 참여하기 전보다 참여한 이후에 유의미하게 개선되었지만, 대조군은 프로그램 참여 전후 별다른 차이가 없었음.
- 실험군의 BPRS 결과에서도 프로그램 참여 전보다 참여 후에 유의미하게 개선된 것으로 나타남. 그러나 대조군에서는 역시 프로그램 참여 전후의 차이가 크지 않았음.

었지만, 대조군은 프로그램 참여 전후 별다른 차이가 없었다. 실험군의 BPRS 결과에서도 프로그램 참여 전보다 참여 후에 유의미하게 개선된 것으로 나타났다. 그러나 대조군에서는 역시 프로그램 참여 전후의 차이가 크지 않았다.

조현병과 식물매개치료

직접 식물을 기르면서 '돌봄'과 '활동'의 주체가 될 수 있는 원예 활동은 조현병 환자들에게 책임감과 성취감을 경험하게 했다. 또한 재배 활동에 집중하며 환청, 망상, 스트레스 등 부정적 증상을 억제할 수 있었을뿐더러 자연스럽게 참여자 간 라포rapport, 즉 신뢰와 친근감으로 이루어진 관계가 형성되면서 사회성이 향상됐다. 지금 널리 수행되고 있는 식물매개치료 프로그램은 가장 기본적이고 전통적인 방식을 재해석한 것이라고 할 수 있다.

　조현병 환자를 대상으로 한 식물매개치료의 성공 여부는 환자가 얼마나 자발적으로 활동에 참여하는지에 달려 있다. 그런 만큼 환자의 자발적 참여도를 높이는 것이 무엇보다 중요하다. 환자에게 직접 시연했다면 이후 복지원예사나 보호자는 개입을 최소화하고 환자 스스로 할당된 원예 작업을 끝까지 능동적으로 수행하도록 이끌어야 한다. 모든 질환의 치료가 그렇듯 당사자의 의지와 인내가 곧 치료에 성공하는 열쇠다.

조현병 환자의 병증 완화를 위한 식물매개치료 프로그램

회기	활동 내용	시간	이용 작물
1	첫 인사, 소개, 활동 각오 나누기 텃밭 만들기, 밑거름 주기, 심기, 물주기	120분	감자, 상추
2	수경재배 화분 만들기(실내)	40분	산호수
3	텃밭 만들기, 밑거름 주기, 신문지 멀칭하기, 모종 심기, 물주기	120분	허브, 가지, 참외
4	텃밭 만들기, 신문지 멀칭하기 모종 심기, 수확, 물주기	120분	토마토, 고추, 상추
5	지주 세우기, 솎아주기	120분	감자, 상추
6	지주 끈 묶기, 수확, 심기, 물주기	120분	고구마, 상추
7	지주 끈 묶기, 잡초 뽑기, 수확 및 포장	120분	토마토, 고추, 상추
8	곁순 제거, 지주 끈 묶기, 북돋기 친환경 방제약 뿌리기, 수확	120분	토마토, 고추, 감자 상추
9	수확한 허브로 허브티 마시기 수확, 잡초 제거	120분	허브, 상추
10	팜 파티 점심 식사, 수확, 물주기	120분	감자

식물매개치료 8_ **지적장애인**

신체와 정서 발달이라는
두 마리 토끼

함께 일하는 복지원예사가 중증 지적장애인이 거주하는 센터를 방문한 적이 있다. 그곳에서 지내는 이들은 일상생활을 할 때 휠체어를 이용하거나 아예 누워 생활해야 할 만큼 장애가 심했다. 이들과 무슨 수업을 할 수 있을까 고민하던 그는 꽃을 떠올렸다. 꽃이 시각적으로는 물론 오감을 자극하는 데 효과적이기 때문이다. 참가자 20명에게 꽃을 나눠준 뒤 만져보고 향기를 맡아보게 했다. 금세 이들의 얼굴에 꽃처럼 화사한 미소가 퍼졌다. 저마다 환호성을 내지르는 가운데 복지원예사는 그중 한 참가자가 한 말이 오래도록 기억에 남는다고 했다.
"선생님, 저는 꽃을 처음 봤어요." 대부분 사람에게 꽃은 흔하디흔한 것인데, 모든 이에게 그런 것은 아니었다. 거의 모든 시간을 실내에서 보낼 수밖에 없는 참가자들은 "꽃이 이렇게 예쁘고 향기가 좋은 줄 몰랐다"며 환하게 웃었다. 비록 단발성 프로그램이었지만 식물을 매개로 한 변화의 가능성을 더 폭넓게 바라보게 된 사례다.

신체 활동이자 직업훈련

지적장애는 후천적 질병이나 뇌장애로 인해 청년기 이전에 야기된 지능 발달 저지 또는 지체 상태를 일컫는다. 학습, 추론, 문제 해결 등의 전반적 지적 기능과 돈·시간·수 개념, 대인관계, 사회적 역할 수행, 규칙 따르고 법 지키기, 일상적 자기 관리, 작업 기술, 건강관리, 계획 세우기 등의 행동에 제약이 있다.

지적장애인은 신체적으로 감각 및 운동 기능이 비장애인에 비해 미흡하고 균형·분리·연결 활동이 원활하지 못하다. 민첩성과 지구력이 결여돼 있으며, 운동기능이 떨어져 쉽게 피로를 느끼는 것도 이들의 특징이다. 그 때문에 세심한 기능이나 집중력을 요하는 작업 수행은 힘들어한다. 정서적으로는 인지 능력 저하 및 의사소통과 사회적응의 어려움, 대인관계에 제약을 겪는다. 이러한 점을 고려해 식물매개치료를 할 때 몇 가지 유의할 사항이 있다. 원활한 진행과 긍정적 성과를 얻기 위해 프로그램 진행 장소에 참여자들이 활동 시 불편하지 않도록 관수나 동선 등을 미리 꼼꼼히 점검하고, 프로그램 과정도 단순화하고 세분화해야 한다. 그렇게 해야 참여자들이 지속적으로 성취감을 느낄 수 있고, 이를 동력으로 의도한 목표 달성이 가능하다.

지적장애인과 식물매개치료

지적장애인을 위한 직업훈련 기회 및 취업 지원 서비스 강화에 대한 필요성이 대두하고 있다. 이들이 사회 구성원으로 살아가기 위해서는 지속적이고 효율적인 접근법이 필요하다. 우리 연구실이 이번 식물매개치료를 지적장애인들이 직업훈련을 받는 보호작업장에서 진행한 것도 이런 이유 때문이다.

쇼핑백을 만드는 보호작업장에서 이들이 맡은 주요 업무는 가방 구멍 안에 손잡이 끈을 끼우는 일이다. 대부분 작업은 앉은 자세에서 하고, 손가락을 많이 쓰는 만큼 하체 운동과 손 기능을 끌어올리는 활동 위주로 프로그램을 구성했다. 걸어서 올라가야 하는 3층 옥상에 텃밭을 만들어 씨앗을 심고 물을 주는 기본적인 원예 활동이 그것이다. 칸이 작게 나뉜 모종 트레이에 씨앗을 뿌리게 해 손과 눈의 협업을 이끌어내고, 그 칸에 맞춰 분무기로 물을 주도록 해 악력을 이용할 수 있게 했다. 예정된 회기를 모두 마친 후 프로그램에 참여하기 전과 비교해 10분 동안 가방 끈을 몇 개 끼우는지 테스트해 보았다. 결과는 놀라웠다. 이전에 9개 정도이던 작업량이 15개로 늘어난 것이다. 지적장애인은 대개 몸 쓰기가 쉽지 않아 비만도가 높은데, 프로그램 이후에는 체질량지수도 낮아진 것을 확인했다.

사례

직업 재활훈련을 위한
다육식물 재배 중심의 식물매개치료

실험 내용
주 1회, 회기당 120분씩 총 8회 실시. 흙 섞기, 다육식물 옮겨심기, 뿌리 손질하기 등을 수행

측정 방법
원예 활동 후 악력계, 핀치 게이지, 페그보드를 사용하게 함.

결과
- 악력, 손가락 힘, 기민성 등 전체적 손 기능 향상
- 충동성, 우울 같은 부정적 정서 행동이 감소하고, 다른 참여자와 소통하고 협동하면서 정서적·사회적 측면에 긍정적 영향을 미침.
- 사회적 기술 척도 점수는 프로그램 참여 전과 비교해 약 70% 향상

장애 수준 1~2급인 지적장애 학생의
직업 적응력 증진을 위한 식물매개치료

실험 내용
식용 가능한 식물의 수경재배 프로그램을 주 2회, 회기당 60분씩 총 22회 실시

측정 방법
실험 전후에 신경근육 발달 능력, 정서적 행동 능력, 대인관계 전략, 직업 흥미도 검사 실시

결과
운동 능력, 정서적 행동 능력, 대인관계 전략이 유의미하게 향상됨.

직업 재활훈련을 위한 다육식물 재배 중심의 식물매개치료 결과가 좋았던 사례도 있다.[61] 총 8회기를 주 1회, 회기당 120분씩 흙 섞기, 다육식물 옮겨심기, 뿌리 손질하기 등을 수행한 뒤 악력계, 핀치 게이지, 페그보드를 사용하게 했다. 그 결과 악력, 손가락 힘, 기민성 등 손 기능이 향상되었으며 충동성, 우울 같은 부정적 정서 행동은 감소했다. 재배 작업의 숙련도와 능률성도 크게 높아졌다. 사회적 기술 척도 점수는 프로그램 참여 전과 비교해 약 70% 향상된 것으로 나타났다. 다른 참여자와 함께 소통하고 협동하며 작업을 성공적으로 이끌어나가는 과정이 정서적·사회적 측면에 긍정적 영향을 미친 것이다.

지적장애 학생의 직업 적응력 증진을 위해 식용 가능한 식물(엽채류)의 수경재배를 이용한 식물매개치료는 주 2회, 회기당 60분씩 총 22회를 진행했는데, 이 역시 유의미한 결과를 얻었다.[62] 프로그램 효과를 검증하기 위해 담임교사 또는 복지원예사는 식물매개치료를 실시하기 전후 실험에 참여한 장애 학생을 대상으로 신경근육 발달 능력 McCarron Assessment of Neuromuscular Development, 정서적 행동 능력 Emotional Behavioral Checklist, 대인관계 전략 Interpersonal Negotiation Strategies, 직업 흥미도 검사 KEPAD Pictorial Vocational Interest Test를 실시했다. 이후 지적장애 학생들의 운동 능력과 정서적 행동 능력, 대인관계 전략이 통계적으로 유의미하게 향상되었다.[62]

지적장애인을 대상으로 한 식물매개치료는 신체적·정

지적장애인의 직업 재활 훈련을 위한 식물매개치료 프로그램

회기	단계		활동
1	기초	혼합토 만들기	배양토 만들기
2		잎꽂이	식물의 다양한 번식법(잎)
3		꺾꽂이	식물의 다양한 번식법(삽수)
4		쉬운 옮겨심기	포트에 흙 담기: 적립형 다육식물, 크라슐라과
5	심화	어려운 옮겨심기	포트에 흙 담기: 로제트형, 에케베리아과
6		꽃대, 떡잎 제거	꽃대 자르기, 떡잎 제거하기
7		관수하기	저면 관수 방법 이해하기
8		모아 심기	구도를 잡아 식물 심기

서적 측면에서 모두 주목할 만한 긍정적 변화를 가져왔다. 식물매개치료 특유의 직관적이고 정서적인 방식이 주효했던 것으로 해석할 수 있다. 원예 활동은 지적장애인으로 하여금 식물과 흙을 만지게 하면서 분노 표출 감소, 스트레스 해소, 적응 기술 훈련, 기술 습득, 격려, 사회적 상호작용 등을 거부감 없이 자연스럽게 이끌어낸다. 심신 건강은 물론 사회적 기능과 자립 기술을 향상시켜 직업 재활훈련 프로그램의 동작을 수행할 수 있게 된 것은 지적장애인을 위한 식물매개치료의 가장 큰 성과다.

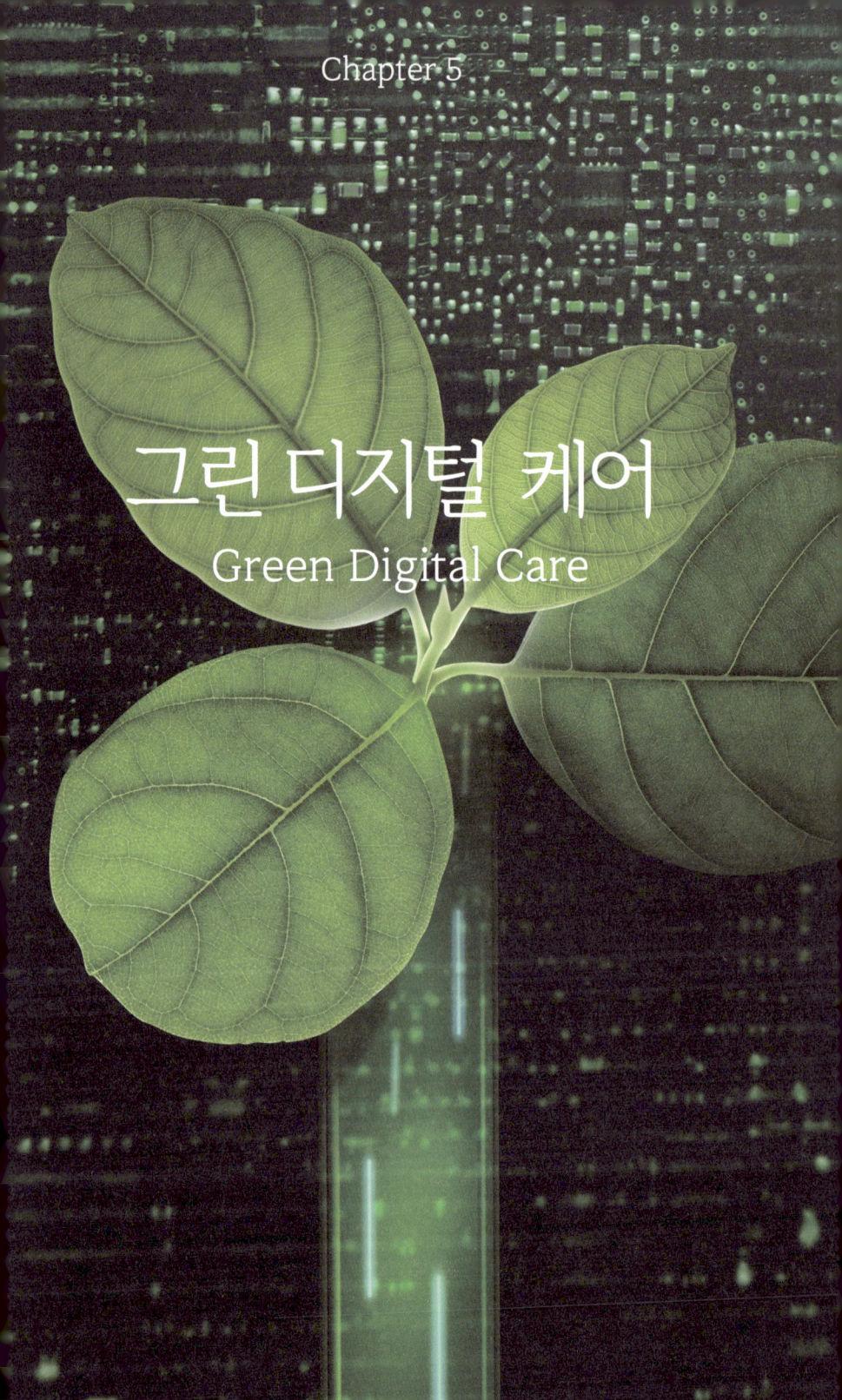

Chapter 5

그린 디지털 케어
Green Digital Care

우리 라이프스타일은
이미 자동화 기능 없이는
불가능한 상태에 이르렀다.
자연만 좇을 수는 없다.
해답은 디지털에 있다.
디지털 전환이 가속화되는 시대에
우리는 숲에 가지 않아도
숲을 느낄 수 있는,
식물과 함께하는 삶을 그리게 됐다.

디지털 헬스와
식물매개치료

우리 연구실은 식물 키우기가 인간에게 미치는 영향을 꽤 오랜 시간 공을 들이며 첨단 과학기술을 이용해 실험하고 분석하며 그 결과를 방대한 데이터로 구축해 왔다. 그럼에도 불구하고 여전히 인간이 두 발로 설 때부터 땅을 일구고 씨앗을 심고 물을 주어온 행위가 한없이 지루하고 구태의연한 과거의 풍습 정도로 여겨지지는 않는 이유는 무엇일까?

인류 역사를 살펴보면 그 어떤 격변의 시대에도 본질은 바뀌지 않았다. 희로애락의 순수한 감정, 욕망으로 이어지는 솔직한 욕구, 아기를 보면 절로 지어지는 미소, 가족에 대한 사랑 그리고 우리가 초록 숲을 볼 때 비로소 편안한 숨을 내쉬게 되는 본능이 그렇다. 그 어떤 시기의 '현재'였든 차가운 미래를 예측했지만 여전히 우리 삶이 온기로 가득한 이유다. 오히려 비인간적이고 각박한 사회가 될수록 사람의 눈길은 땅과 하늘로 향하고, 발길은 숲으로 향한다. 이런 이유로 미래를 이끌어갈 중요한 자원과 동력으로 식물과 원예 활동을 꼽을 수 있는 것이다.

VR 영상으로 바이오필릭 디자인을 경험하다

2023년 1월 미국 라스베이거스에서 열린 CES Consumer Electronics Show의 테마는 그래서 더욱 의미심장하다. CES 2023은 미래를 이끌 다섯 가지 테마를 꼽았는데 메타버스, 모빌리티, 지속가능성, 인간 안보 그리고 디지털 헬스가 그것이다. 이는 현대 식물매개치료의 요건이라 해도 과언이 아니다. 특히 '가상현실 플랫폼'을 일컫는 메타버스와 디지털 헬스의 조합은 VR 영상 기술 실험으로 그 효과를 어느 정도 입증해 보인 바 있다.

18세 이상 성인 30명을 대상으로 진행한 실험에서도 비슷한 결과가 도출되었다.[63] 실험 대상자에게 세 종류의 바이오필릭 디자인과 논바이오필릭 Non-biophilic 디자인의 VR(가상현실) 공간을 차례로 경험하게 했다. 바이오필릭 디자인 영상에는 창문은 없지만 살아 있는 벽과 화분, 어항, 천연 소재를 활용한 공간(B), 창을 통해 나무·풀·물·햇빛 등의 자연을 느낄 수 있는 공간(C), B와 C를 조합해 자연채광과 함께 녹색 식물로 인테리어한 공간(D)이 나타났다. 논바이오필릭 디자

바이오필릭 vs. 논바이오필릭 디자인 VR 체험

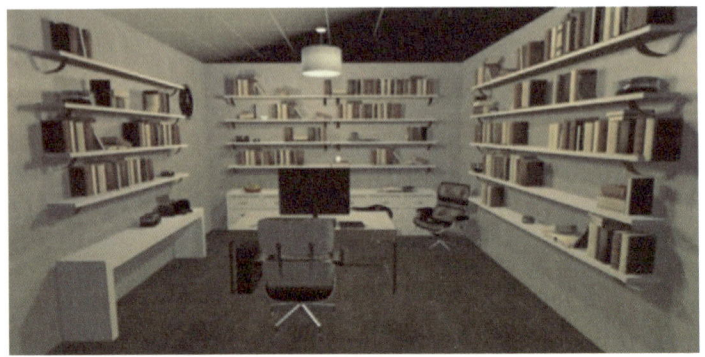

A: Non-biophilic
인공 구조물로 채워진 공간

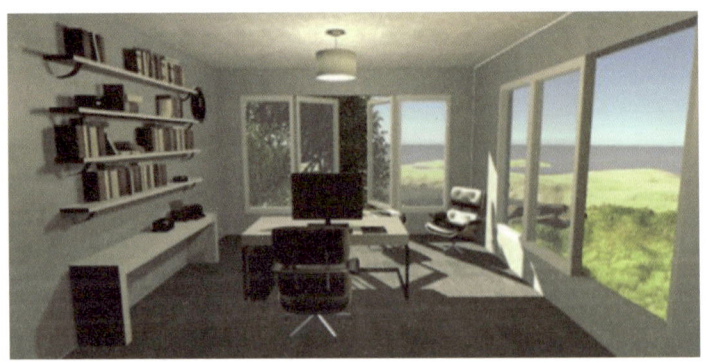

C: Outdoor view
식물은 없지만 창밖으로 식물, 햇빛 등 자연을 느낄 수 있는 공간

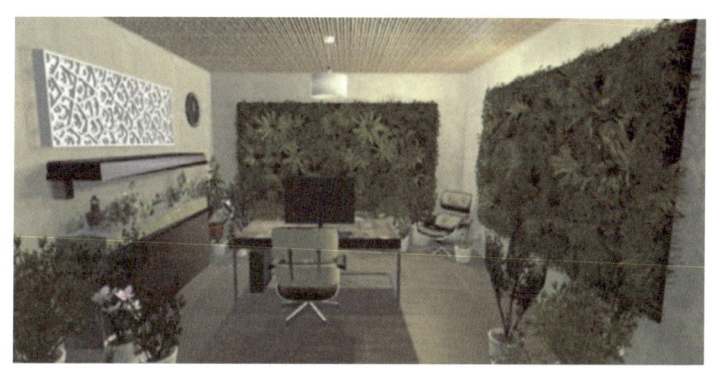

B: Indoor green
창은 없지만 식물 벽, 화분, 어항 등 자연 소재로 채워진 공간

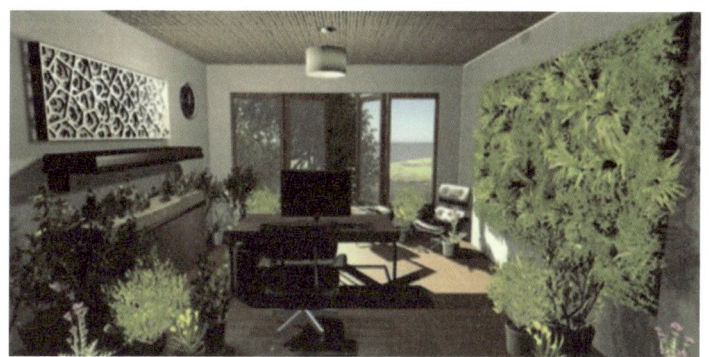

D: Combination
B와 C를 조합한 공간

인 영상(A)에는 인공물을 일괄적으로 통제한 폐쇄적인 공간이 등장했다. 바이오필릭 디자인을 응시한 그룹은 생리적 스트레스가 감소하고 창의력 평가 점수는 높아졌다.

바이오필릭 디자인과 논바이오필릭 디자인을 절충한다면 그 효과는 어떨까? 이 혼합 디자인은 우리가 도시환경에 거주하면서 구현할 수 있는 가장 현실적인 모델이다. 희망적이게도 이 혼합 디자인만으로도 참가자들의 혈압과 심박수가 안정적 그래프를 그렸다.[64] 이런 실험은 각 연구 기관을 통해 모집군의 인원과 연령을 달리하면서 수시로 시행했는데, 모두 비슷한 결과를 얻었다. 거동이 어려운 환자, 그리고 더 나아가 회사에서 온종일 시간을 보내는 현대인의 생활 패턴에 맞는 바이오필릭 디자인을 구현한다면 간접적으로나마 자연을 통해 얻는 긍정적 효과를 일상에서도 누릴 수 있을 것이다.

2021년 여의도에 들어선 복합몰 더현대 서울은 3300m^2 높이의 5층 식당가에 꾸민, 여의도공원을 70분의 1로 축소한 플랜테리어로 화제를 모았다. 천연 잔디를 깔고 30여 그루의 나무와 다양한 꽃을 보기 좋게 배치한 이곳에서는 스피커를 통해 울려 퍼지는 새소리까지 들을 수 있다.

숲에 가지 않아도 숲을 느낄 수 있는 시대

코로나19 팬데믹 이후 건강에 대한 관심이 커지면서 셀프 헬스케어에 대한 수요가 급증했고, 헬스케어 분야의 디지털 전환Digital Transformation이 가속화되고 있다. 현재 웨어러블 기기부터 체외 진단 기기, 디지털 치료제, 원격의료 플랫폼 등 다양한 기술이 개발되고 있다. 이런 디지털 헬스케어의 특징은 집단적이기보다는 개인적이고, 대면이 아닌 비대면 진료를 선호한다. 그리고 공공장소가 아니라 집 혹은 타인과 거리를 둘 수 있는 너른 땅 같은 지극히 사적인 공간을 요한다. 그 공간을 채우기 위한 것으로 모든 이가 당연하다는 듯이 식물을 떠올렸다.

하지만 우리 라이프스타일은 이미 자동화 기능 없이는 불가능한 상태에 이르렀다. 자연만 좇을 수는 없다. 해답은 디지털이다. 디지털 전환이 가속화되는 시대에서 우리는 숲에 가지 않아도 숲을 느낄 수 있는 식물과 함께하는 삶을 그리게 됐다. 인간의 본능이 좇는 싱싱하고 풍요로운 자연을 증강현실 속에서 복원시키고, 이를 통해 건강을 관리하는 일상은 먼 미래가 아닌 실제로 곧 일어날 또 다른 현실이다. 스마트워치 같은 디바이스를 이용해 나의 바이오리듬과 라이프스타일 정보를 기록하고 데이터화해 건강을 관리하는 일이 매일 일기를 쓰는 것 못지않게 중요한 일상이 된 지 오래다. 그리고 언젠가 VR 기기가 이 자리를 대체할지 모른다. 그때는 태초의 자연이 정말 내 방 안으로 들어오게 된다. 과학과 가까워질수록 자연과의 거리가 좁혀지는 아이러니다.

식물매개치료 역시 이 흐름 속에 있다. 아니, 날이 갈수록 유속이 빨라지며 그 물줄기를 이끄는 선두 그룹에 있다고 해도 과언이 아니다. 현대 식물매개치료는 인간 치유를 위해 필연적으로 원예학과 더불어 심리학, 아동학, 노인학, 교육학, 사회학을 접목하는 다학제 간 융합 분야로 거듭났다. 메타버스와 디지털 헬스 세상에서는 여기에 인문학과 공학을 추가해 초학제 간 융합 분야로서 새로운 도약을 준비하고 있다.

건강 예방 및 관리를 위한 치유 농장 서비스 이용에 대한 수요가 높아지면서[65] 디지털 시대를 살아가는 현대인에게 적합한 형태인 치유농업을 디지털 헬스케어 기술개발에 적용하자고 요구하는 목소리도 커지고 있다. 여기서 디지털 헬스케어는 의료 기술에 정보통신기술을 결합해 개인 맞춤형으로 질병을 예방하고 삶의 질을 높이기 위한 건강관리 서비스다. 미국 경제 전문지 〈포브스〉는 2022년 헬스케어업계 주요 트렌드로 디지털 헬스케어와 비대면 의료를 지목했다. 2022년 한국바이오협회 바이오경제연구센터에 따르면 전 세계 주요국은 팬데믹 이후 코로나19 대응을 위한 연구와 예방, 치료 등에 디지털 기술을 적극 활용하기 시작했고, 비대면 의료 및 디지털 헬스케어를 추진하기 위해 생태계 조성, 제도 마련 등을 지원하고 있는 것으로 나타났다. 식물이 첨단기술을 마주할 채비를 마쳤다.

식물과 첨단기술의 만남, 그린 디지털 케어

2021년 미국 NBC 방송은 코로나19로 인해 취미로 원예 활동을 시작한 밀레니얼 세대인 20~40대가 식물로 새로운 트렌드를 만들고 있음에 주목하는 뉴스를 내보냈다. 식물 가꾸기가 어색하지 않은 기성세대와 달리 스마트폰 같은 디지털기기와 함께 성장한 젊은 층에게 씨를 뿌리고 싹을 틔워 열매를 맺게 하는 원예 활동은 결코 쉬운 일이 아니다. 그러나 식물의 매력에 한번 빠진 젊은이들은 전통 방식에서 벗어나 자신들만의 새로운 방식으로 식물 가꾸기에 나섰다.

애플리케이션을 활용하고, 유튜브를 통해 관리 방법을 익히고, 인스타그램이나 페이스북 같은 소셜미디어에서 커뮤니티를 형성하고 정보와 질문을 나누며 '반려식물', '식집사'라는 신조어를 만들어냈다. 이들은 반려동물을 키우듯 혹은 게

내가 식물 가꾸는 이유

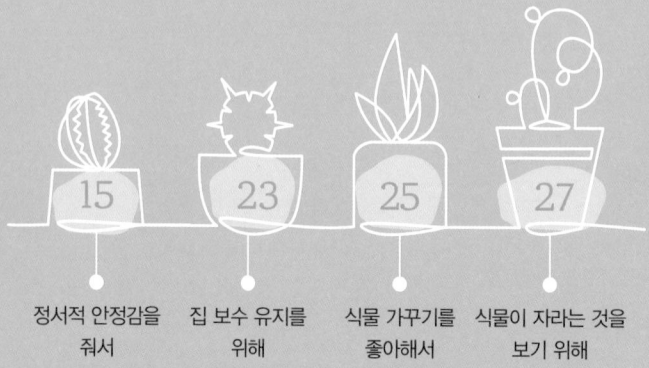

- 15 정서적 안정감을 줘서
- 23 집 보수 유지를 위해
- 25 식물 가꾸기를 좋아해서
- 27 식물이 자라는 것을 보기 위해

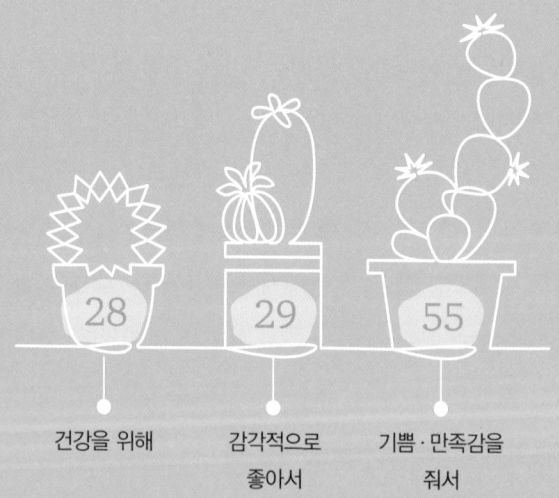

- 28 건강을 위해
- 29 감각적으로 좋아서
- 55 기쁨·만족감을 줘서

2021년 식물을 가꾸는 영국인 5766명 조사(복수 응답 가능)로 출처는 네덜란드 학술지 〈시티스〉다.

임을 하듯, 때로는 19세기 유럽의 정원사가 된 것처럼 전통 방식으로 식물을 키운다. 이 역시 자기만의 방식인 것이다.

식물과 디지털의 결합, 그린놀로지

2020년 팬데믹이 도래하자 전 세계 각 분야 전문가는 입을 모아 4차 산업혁명의 조기 도래를 예측했다. 실제로 지난 3년간 온라인 수업, 재택근무, 원격의료, 비대면 회의, 무인결제 시스템 등이 우리 일상에 자리 잡았다. 여기에는 '식물'도 포함되어 있다. 사회적 거리 두기로 집에 머무는 시간이 길어지면서 식물에 대한 관심이 뜨거워졌고, 자연스럽게 식물과 디지털을 결합한 신종 산업 및 문화가 형성되기 시작했다. 과학기술을 통해 식물을 현대인의 생활에 효과적으로, 그러면서 식물의 자연성은 훼손하지 않고 들이자는 것이다. 한마디로 식물의 그린green과 기술technology의 결합, 그린놀로지Greenology라고 할 수 있다. 그린놀로지는 애플리케이션, 코딩 등 한마디로 첨단 기술을 활용한 식물 가꾸기의 모든 기술적 방법을 포함한다.

2021년 실내 식물 소비자 리포트The Consumer Houseplant Purchasing Report에 따르면 식물을 구입한 사람 중 72.9%는 앞으로도 '그린 하비'를 계속할 예정이라고 답했다. 또한 밀레니얼 세대의 합류로 온라인 원예 시장은 폭발적으로 성장했다. 새로운 디지털 플랫폼은 식물에 대한 접근성을 높였고, 그린놀로지는 이런 흐름 속에 등장한 새로운 식물 토털 서비스를 제공한다.

그린과 디지털의 결합은 궁극적으로 식물로 건강을 관리하고 치유하고자 하는 식물매개치료와 방향을 같이한다. 이른바 디지털 기술을 이용한 '셀프 식물매개치료'가 가능한 것이다. 그린 디지털 케어 Green Digital Care는 말 그대로 디지털에 건강을 위한 식물 가꾸기를 접목한다. 디지털 방식을 빌린 식물 재배를 통한 건강관리는 보다 효과적이고 즉각적이다.

① 코딩을 접목한 스마트 식물 재배기

사람들이 식물을 키우면서 가장 어렵게 생각하는 것은 식물 가꾸기의 가장 기본인 물주기다. 일이 바빠 혹은 여행이나 출장으로 집을 오래 비워 화분에 물 주는 것을 깜빡 잊는 경우가 태반이다. LG전자는 이런 흐름에 맞춰 '틔운'이라는 스마트 식물 재배기를 출시했다.

우리 연구실을 기반으로 설립한 회사인 그린포러스는 최근 식물을 키우고 싶은 바쁜 현대인을 위해 식물 재배 Plant Cultivation와 코딩 Coding을 결합한 플랜투이노 Plantuino를 개발해 시중에 선보였다. 식물을 재배할 때는 식종과 계절, 실내 환경에 따라 물 주는 양을 최적으로 맞춰야 하는데, 플랜투이노는 이를 코딩으로 미리 설정한 뒤 스마트폰으로 상태를 관리할 수 있는 나만의 DIY 스마트팜을 만들 수 있는 식물 융합 코딩 서비스다. 이런 방식으로 식물 주변의 온습도와 미세먼지 농도를 체크하고, 조명으로 빛을 조절하거나 공기 순환 팬도 돌릴 수 있다. 이렇게 하면 식물로 만든 천연 가습기 화분

코딩을 활용한 스마트 식물 재배기

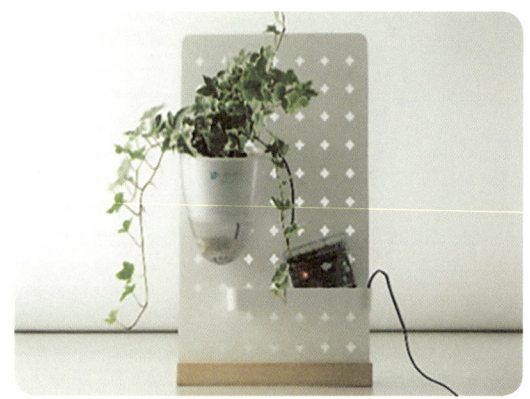

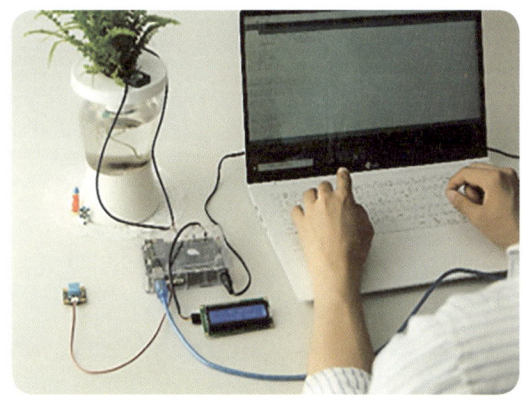

플랜투이노로 나만의 작은 정원 만들기

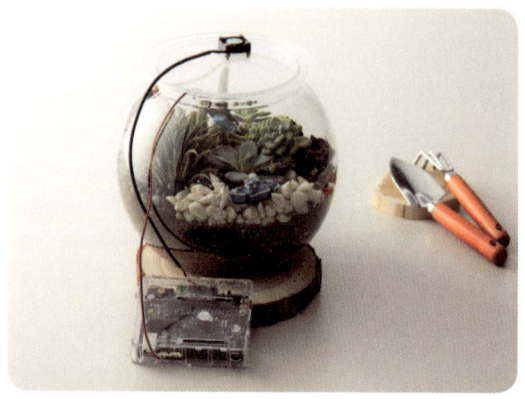

테라리움 테라리움은 라틴어 tera(땅)와 arium(용기)의 합성어로, 투명한 용기 속에 식물을 재배하는 것을 말한다. 아두이노를 기반으로 버튼을 눌러 팬을 작동시키면 공기가 순환되는데, 이는 테라리움 안의 작은 생태계에 공기 청정 효과를 준다.

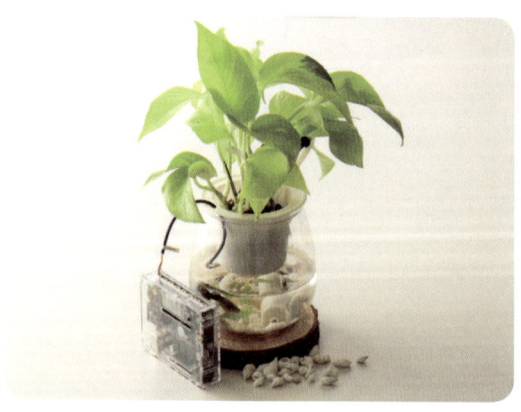

아쿠아포닉스 식물과 물고기를 동시에 키우는 것으로, 코딩을 이용해 시간을 설정하는 등 자동 관수 시스템으로 반려식물과 반려물고기를 키운다.

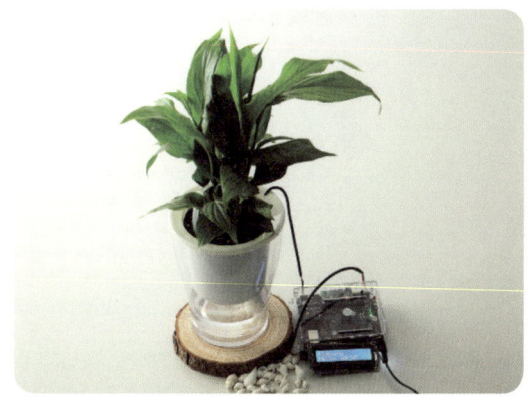

스마트 식물 재배기 토양 수분 센서를 이용해 토양 내 수분을 측정하고, 코딩으로 식물 생장에 필요한 빛·수분·토양·온도를 인공적으로 조절해 자동으로 식물을 재배한다.

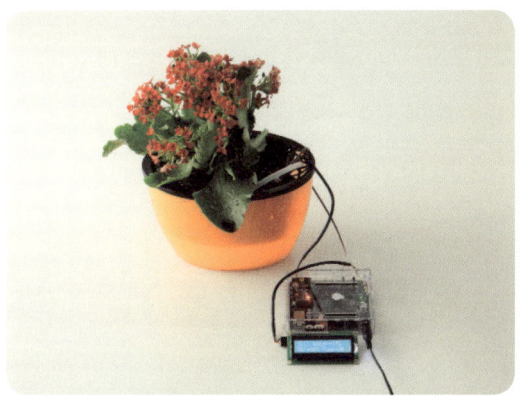

스마트 꽃 재배기 코닝늘 이용해 실내에서도 다양한 꽃을 기을 수 있다. 토양 수분 센서로 자동 관수와 광(LED) 조절이 가능해 실내에서 꽃을 재배할 수 있는 시스템이나.

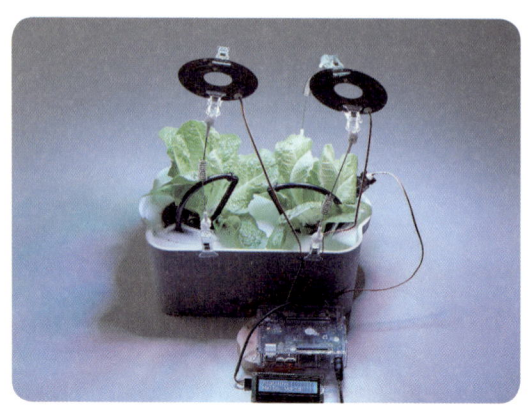

엽채류 스마트팜 코딩으로 신선한 채소를 재배할 수 있다! 수경재배의 한 형태로, 토양 수분 센서를 이용해 선택한 식물의 적정 수분 함량에 맞게 자동 물주기가 가능하고, LED로 엽채류에 광을 공급한다.

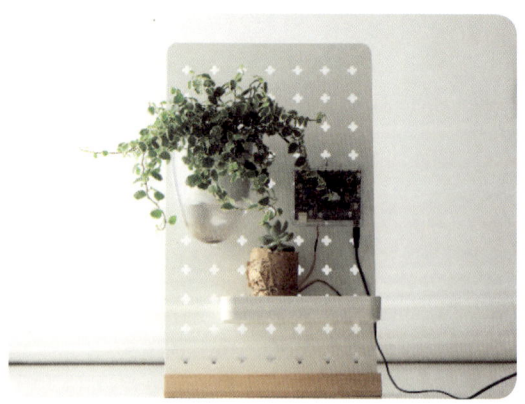

바이오 월 덩굴식물을 올리거나 식재기반을 설치해 벽면에서 직접 식물이 자라도록 하는 바이오 월은 실내의 공기질을 관리하는 데 효과적이다. 코딩을 통해 시간을 설정해 자동으로 물을 줄 수 있고, 미세먼지 센서를 이용해 실내 미세먼지 농도를 확인할 수 있다.

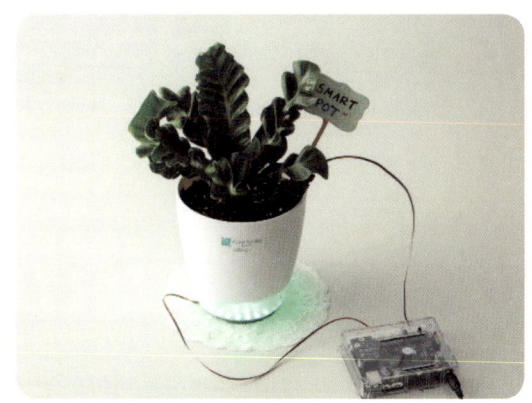

LED 화분 LED 화분은 LED 색깔에 따라 물주기 알람이 가능하다. 토양 내 수분을 측정해 주며, 온습도 센서가 실내 불쾌지수도 알려준다.

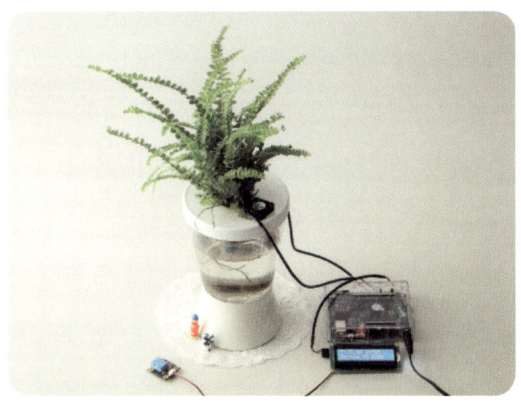

식물 가습기 식물의 증산작용에 따라 천연 가습 효과를 얻을 수 있는 원리를 이용한다. 실시간 불쾌지수 확인 기능으로 불쾌지수에 따라 가습기를 작동할 수 있다.

을 작동하는 것도 가능하다.

스마트팜은 정확한 데이터를 기반으로 생육 단계별 정밀한 관리와 예측이 가능해 생산의 효율성뿐 아니라 편리성도 높일 수 있어 미래 농업의 해법으로 종종 거론된다. 화분을 스마트기기와 연동하는 플랜투이노는 사물인터넷, 빅데이터 등을 활용해 생육환경을 자동으로 제어하는 농장인 스마트팜의 일부라고도 볼 수 있다. 플랜투이노의 콘셉트는 자동 물주기 스마트 화분, 물고기와 식물을 같이 키우는 아쿠아포닉스 스마트 화분, 실내 미세먼지를 측정하는 바이오 월 스마트 화분 등 다양해 개성에 따라 반려식물을 선택할 수 있다.

코딩 융합 식물 활동에 따른 성인의 정신생리 및 심리적 반응을 분석한 결과를 보면, 코딩과 식물을 융합한 활동 수행 시 뇌의 쾌적감, 집중력, 심리 상태 등에서 높은 지표를 획득했다. 전전두엽에서는 뇌의 쾌적감을 의미하는 ASEF50 지수가 증가했고, 집중력과 연관된 뇌의 RSMT 지수도 상승했다. 또 긴장과 피로는 감소하고 긍정적인 심리 상태를 보이는 것으로 나타났다.[66] 따라서 플랜투이노는 학교, 카페, 식당, 요양원, 병원 등지에서 유용할 것으로 보인다. 더불어 필수 교육과정으로 떠오른 코딩을 활용한 덕에 초·중·고등학교 코딩 교육에서도 활용되고 있다.

② 그린 디지털 케어 애플리케이션

식물가꾸기의 지향점은 결국 셀프 헬스케어일 것이다. 그린

포러스가 개발한 '마이힐링' 애플리케이션은 스마트 맞춤형 그린 디지털 헬스케어를 구현한 대표적인 플랫폼이다. 일반적인 건강 애플리케이션에 식물과 힐링을 접목한 서비스를 제공하는 형태로, 개인별 반려식물 제안 및 케어법, 식물매개치료법, 일일 원예 활동 데이터로 그린 지수를 확인하여 하루의 건강을 진단한 다음 개인 맞춤형 원예 힐링 프로그램을 제안한다. 또한 필요 시 식물매개치료 관련 기관이나 복지원예사와의 미팅 주선도 가능하다. 이처럼 스마트 시대에 맞춰 애플리케이션을 활용하면 식집사의 삶을 편리하고 스마트하게 바꿀 수 있을 뿐 아니라 건강도 챙길 수 있다.

식물과 함께하는 융합 라이프스타일 시대

이 외에도 메타버스에서 농축산 개체를 재배 및 양육하며 건강 힐링 효과를 얻고 농축산물을 구입할 수 있는 메타커머스, 더 나아가 개인 맞춤형 헬스케어 서비스 등이 속속 등장할 것이다. 스마트 시스템과 식물, 건강을 융합한 라이프스타일을 구축하는 이 모든 것이 그린 디지털 케어, 신개념 헬스케어 서비스라고 할 수 있다.

   식물과 디지털 헬스의 만남. 이 둘은 더 이상 별개가 아니다. 오히려 굳건한 파트너로서 인간의 삶을 편리하고 건강하게 만들고 있다. 식물을 늘 옆에 두고 돌보는 것이 쉽지 않은 세상이다. 하지만 의료, 교육, 문화, 산업 전반에 걸친 라이프스타일 전 분야에 그 어느 때보다도 식물이 필요한 시대다.

참고 문헌

1. Lee, Dami, Lee, Hyun-soo, 2016, *A Study on Characteristics of Sensory Richness Towards Healing Environments at the Lobby of Geriatric Hospital Using Biophilic Design Approach*, Korean Institute of Interior Design, 25(3), pp. 21-30.
2. Alcock, I., White, M.P., Wheeler, B. W., Fleming, L. E. & Depledge, M. H., 2014, *Longitudinal Effects on Mental Health of Moving to Greener and Less Green Urban Areas*, Environmental Science and Technology, 48(2), pp.1247-1255.
3. Park. B. J., Tsunetsugu, Y., Kasetani, T., Kagawa, T. & Miyazaki, Y., 2010, *The Physiological Effects of Shinrin-yoku (Taking in the Forest Atmosphere or Forest Bathing): Evidence from Field Experiments in 24 Forests Across Japan*, Environmental Health and Preventive Medicine, 15(1), pp.18-26.
4. Shuda, Q., Bougoulias, M. E., Kass, R., 2020, *Effect of Nature Exposure on Perceived and Physiologic Stress: Asysrematic Review*, Complementary Therapies in Medicine, 53(102514).
5. Turunen, A. W., Halonen, J., Korpela, K., Ojala, A., Pasanen, T., Siponen, T., Tittaten, P., Tyrväinen, L., Yli-Tuomi, T., Lanki, T., 2023, *Cross-sectional Associations of Different Types of Nature Exposure with Psychotropic, Antihypersensitive and Asthma Medication*, Occupational and Environmental Medicine, 80(2), pp.111-118.
6. 윤영혜, 2023, 집 주변 공원 자주 방문하면 약물 복용 확률 낮아, 동아사이언스.
7. Rush, B., 1947, *Medical Inquiries and Observations Upon the Diseases of the Mind*, Occupational Therapy and Rehabilitation, 26(3), pp.177-180.
8. 서륜, 2020, *치유농장 모델 개발 착수⋯ 2022년부터 보급*, 농민신문.
9. 이해곤, 2022, 국가자격증 '치유농업사' 첫 시험 끝나⋯ 90여명 최종

합격, 이투데이.

10 농촌진흥청, 2020, *치유농업 2020*, 농촌진흥청.

11 Park, S. A., Shoemaker, C. A., Haub, M. D., 2009, *Physical and Psychological Health Conditions of Older Adults Classified as Gardeners or Nongardeners*, American Society for Horticultural Science, 44(1), pp.206-210.

12 Park, S. A., Oh, S. R., Lee, K. S., Son, K. C., 2013, *Electromyographic Analysis of Upper Limb and Hand Muscles during Horticultural Activity Motions*, HortTechnology, 23(1), pp.51-56.

13 Lee, S. S., Park, S. A., Kwon, O. Y., Song, J. E., Son, K. C., 2012, *Measuring Range of Motion and Muscle Activation of Flower Arrangement Tasks and Application for Improving Upper Limb Function*, Horticultural Science and Technology, 30(4), pp.449-462.

14 Jeong, J. E., Park, S. A., 2021, *Physiological and Psychological Effects of Visual Stimulation with Green Plant Types*, International Journal of Environmental Research and Public Health, 18(24).

15 Park, S. A., Song, C. R., Oh, Y. A., Miyazaki, Y., Son, K. C., 2017, *Comparison of Physiological and Psychological Relaxation Using Measurements of Heart Rate Variability, Prefrontal Cortex Activity, and Subjective Indexes after Completing Tasks with and without Foliage Plants*, Environmental Research and Public Health, 14(9), p.1087.

16 Oh, Y. A., Kim, S. O., Park, S. A., 2019, *Real Foliage Plants as Visual Stimuli to Improve Concentration and Attention in Elementary Students*, International Journal of Environmental Research and Public Health, 16(5), p.796.

17 Kim, S. O., Jeong, J. E., Oh, Y. A., Kim, H. R., Park, S. A., 2021, *Comparing Concentration Levels and Emotional States of*

Children Using Electroencephalography during Horticultural and Nonhorticultural Activities, American Society for Horticultural Science, 56(3), pp.324-329.
18 Moncrieff, R.W., 1962, *Effect of odours on EEG records*, Perfum. Essen. Oil Rec., 53, pp.757-760, 825-828.
19 Ehrlichman, H., Bastone, L., 1992, *Olfaction and emotion*, Science of olfaction, pp.410-438.
20 Jiang, S., Deng, L., Luo, H., Li, X., Guo, B., Jiang, M., ... & Huang, Z, 2021, *Effect of Fragrant Primula Flowers on Physiology and Psychology in Female College Students: An Empirical Study*, Frontiers in Psychology, 12.
21 Kim, K. S., 2003, *Effects of Aromatherapy on Psychological and Physiological Responses in the Middle Aged Women*, Unpublished doctoral dissertation, Yonsei University, Seoul.
22 Sowndhararajan, K, Cho, H.M., Yu, B. S., Song, J. E., Kim, S. M., 2016, *Effect of Inhalation of Essential Oil from Inula helenium L. Root on Electroencephalographic (EEG) Activity of the Human Brain*, European Journal of Integrative Medicine, 8(4), pp.453-457.
23 Chien, L. W., Cheng, S. L., Liu, C. F., 2012, *The Effect of Lavender Aromatherapy on Autonomic Nervous System in Midlife Women with Insomnia*, Evidence-Based Complement Alternat Medicine 2012.
24 Esfandiary, E., Karimipour, M., Mardani, M., Alaei, H., Ghannadian, M., Kazemi, M., Mohammadnejad, D., Hosseini, N., Esmaeili, A., 2014, *Novel Effects of Rosa damascena Extract on Memory and Neurogenesis in a Rat Model of Alzheimer's Disease*, Journal of Neuroscience Research, 92(4), pp.517-530.
25 Wu, Y. T., Lee, A. Y., Choi, N. Y., Park, S. A., 2022, *Psychophysiological*

Responses of Cut Flower Fragrances as an Olfactory Stimulation by Measurement of Electroencephalogram in Adults, Environmental Research and Public Health, 19(18).

26 Choi, N. Y., Wu, Y. T., Park, S. A., 2022, *Effects of Olfactory Stimulation with Aroma Oils on Psychophysiological Responses of Female Adults,* Environmental Research and Public Health, 19(9).

27 Lowry, C. A., Hollis, J. H., de Vries, A., Pan, B., Brunet, L.R., Hunt, J.R.F., Paton, J.F.R., van Kampen, E., Knight, D.M., Evans, A.K., Rook, G.A.W., Lightman, S.L., 2007, *Identification of an Immune-responsive Mesolimbocortical Serotonergic System: Potential Role in Regulation of Emotional Behavior,* Neuroscience, 146(2), pp.756-772.

28 Kim, S. O., Son, S. Y., Kim, M. J., Lee, C. H., & Park, S. A., 2022, *Physiological Responses of Adults during Soil-mixing Activities Based on the Presence of Soil Microorganisms: A Metabolomics Approach,* Journal of the American Society for Horticultural Science, 147(3), pp.135-144.

29 Kim, S. O,, Kim, M. J., Choi, N. Y., Kim, J. H., Oh, M. S., Lee, C. H., Park, S. A., 2022, *Psychophysiological and Metabolomics Responses of Adults during Horticultural Activities Using Soil Inoculated with Streptomyces rimosus: A Pilot Study,* International Journal of Environmental Research and Public Health, 19(19), p.12901.

30 Bear, I. J., Thomas, R. G., 1964, *Nature of Argillaceous Odour,* Nature 201, pp.993-995.

31 Roslund, M., Parajuli, A., Hui, N., Puhakka, R., Grönroos, M., Soininen, L., Nurminen, N., Oikarinen, S., Cinek, O., Kramná, L., Schroderus, A. M., Laitinen, O. H., Kinnunen, T., Hyöty, H., Sinkkonen, A. 2022, *A Placebo-controlled Double-blinded Test of the Biodiversity Hypothesis of Immune-mediated Diseases:*

Environmental Microbial Diversity Elicits Changes in Cytokines and Increase in T Regulatory Cells in Young Children, Ecotoxicology and Environmental Safety, 242, p.113900.
32. Kim, Y. J., Choi, S. W., Park, S. A., 2022, 농업 환경자원 요소의 촉각 자극이 성인의 생리적 반응에 미치는 영향, 인간식물환경학회 학술대회 2022, p.173.
33. Nieuwenhuis, M., Knight, C., Postmes, T., Haslam, A. S., 2014, *The Relative Benefits of Green Versus Lean Office Space: Three Field Experiments*, Journal of Experimental Psychology, 20(3), pp.199-214.
34. Abdelaal, M., Soebarto, V., 2019, *Biophilia and Salutogenesis as Restorative Design Approaches in Healthcare Architecture*, Architectural Science Review, 62(3), pp.195-205.
35. Alves, S. Betrabet Gulwadi, G., Nilsson, P., 2022, *An Exploration of How Biophilic Attributes on Campuses Might Support Student Connectedness to Nature, Others, and Self*, Frontiers in Psychology, 12.
36. Ulrich, R. S., 1984, *View Through a Window May Influence Recovery from Surgery*, Science. 224(4647), pp.420-421.
37. Choi, J. Y.., Park, S. A., Jung, S. J.., Lee, J. Y., Son, K. C., An, Y. J, 2016, *Physiological and Psychological Responses of Humans to the Index of Greenness of an Interior Space*, Complementary Therapies in Medicine, pp.210-211.
38. Park, S. A., Shoemaker, C. A., Haub, M. D., 2009, *Physical and Physiological Health Conditions of Older Adults Classified as Gardeners or Nongardeners*, HortScience, 44(1), pp.206-210.
39. Park, S. A., Lee, A. Y., Son, K. C., Lee, W. L., Kim, D. S., 2016, *Gardening Intervention for Physical and Psychological Health Benefits in Elderly Women at Community Centers*, HortTechnology, 26(4), pp.474-483.

40 Park, S. A., Son, S. Y., Lee, A. Y., Park, H. G., Lee, W. L., Lee, C. H., 2020, *Metabolite Profiling Revealed That a Gardening Activity Program Improves Cognitive Ability Correlated with BDNF Levels and Serotonin Metabolism in the Elderly,* International Journal of Environmental Research and Public Health, 17(2), p.541.

41 Lee, A. Y., Kim, S. O., Park, S. A., 2021, *Attention and Emotional States During Horticultural Activities of Adults in 20s Using Electroencephalography: A Pilot Study,* Sustainability. 13(23), p.12968.

42 Lee, A. Y., Kim, H. R., Kwon, H. J., Kim, S. Y., Park, S. A., 2021, *Improving Children's Emotional Health through Installing Biowalls in Classrooms,* Journal of People, Plants, and Environment, 24(1), pp.29-38.

43 Amoly, E., Dadvand, P., Forns, J., López-Vicente, M., Basagaña, X., Julvez, J., Alvarez-Pedrerol, M., Nieuwenhuijsen, M. J., Sunyer, J., 2014, *Green and Blue Spaces and Behavioral Development in Barcelona Schoolchildren: The BREATHE Project,* Environmental Health Perspectives, 122(12), pp.1351-1358.

44 Taylor, A. F., Kuo, F. E., 2009, *Children with Attention Deficits Concentrate Better After Walk in the Park,* Journal of Attention Disorders, 12(5), pp.402-409.

45 Kim, S. O., Jeong, J. E., Oh, Y. A., Kim, H. R., Park, S. A., 2021, *Comparing Concentration Levels and Emotional States of Children Using Electroencephalography during Horticultural and Nonhorticultural Activities,* HortScience, 56(3), pp.324-329.

46 Oh, O. A., Kim, S. O., Park, S. A., 2019, *Real Foliage Plants as Visual Stimuli to Improve Concentration and Attention in Elementary Students,* International Journal of Environmental Research and Public Health, 16(5), p.796.

47 Kim, S. O., Park, S. A., 2020, *Garden-Based Integrated*

Intervention for Improving Children's Eating Behavior for Eating Vegetables, International Journal of Environmental Research and Public Health, 17(4), p.1257.
48 Kim, S. O., Park, S. A., 2020, *Garden-Based Integrated Intervention for Improving Children's Eating Behavior for Vegetables,* International Journal of Environmental Research and Public Health, 17(4), p.1257
49 Park, K. H., Kim, S. Y., Park. S. A., 2022, *Efficacy of a Horticultural Therapy Program Designed for Emotional Stability and Career Exploration among Adolescents in juvenile Detention Centers,* International Journal of Environmental Research and Public Health, 19(14).
50 국립원예특작과학원, 2014, *주말농장에서 즐기는 텃밭정원 이야기-어르신 중심 도시농업 체험 프로그램*
51 배상열, 고대식, 노지숙, 이병훈, 박형수, 박종, 2010, *한국 노인의 신체활동과 건강관련 삶의 질의 관계,* 한국콘텐츠학회 논문지, 10(10), pp.255-266.
52 Pyun, S. B., Kim, S. O., Park, S. A., 2019, *Improved Cognitive Function and Emotional Condition Measured Using Electroencephalography in the Elderly during Horticultural Activities,* HortScience, 56(8), Pp.985-994.
53 Graff-Radford, N. R., 2011, *Can Aerobic Exercise Protect Against Dementia?,* Alzheimer's Research & Therapy, 3(6).
54 Park, S. A., Lee, J. Y., Lee, A. Y., Park, S. W., Son, K. C., 2015, *Measuring Range of Motion and Muscle Activation of Flower Arrangement Tasks and Application for Improving Upper Limb Function,* 인간식물환경학회지, 18(3), Pp. 159-167.
55 Lee, A. Y., Park, S. A., Park, H. G., Son, K. C., 2018, *Determining*

the Effects of a Horticultural Therapy Program for Improving the Upper Limb Function and Balance Ability of Stroke Patients, HortScience, 53(1), pp.110-119.
56 Park, S. A., Lee, A. Y., Park, H. G., Son, K. C., Kim, D. S., Lee, W. L., 2017, *Gardening Intervention as a Low- to Moderate-Intensity Physical Activity for Improving Blood Lipid Profiles, Blood Pressure, Inflammation, and Oxidative Stress in Women over the Age of 70: A Pilot Study,* HortScience, 52(1), pp.200-205.
57 Lee, S. S., Park, S. A., Kwon, O. Y., Song, J. E., Son, K. C., 2012, *Horticultural Therapy Program Based on the Stress Immunization Training for Reducing Depression Symptom in the Patients with Stroke,* 원예과학기술지, 30(4), Pp,449-462.
58 Han, A. R., Park, S. A., Ahn, B. E., 2018, *Reduced Stress and Improved Physical Functional Ability in Elderly with Mental Health Problems Following a Horticultural Therapy Program,* Complementary Therapies in Medicine, 38, pp.19-23.
59 Kim, K. H., Park, S. A., 2018, *Horticultural Therapy Program for Middle-aged Women's Depression, Anxiety, and Self-identify,* Complementary Therapies in Medicine, 39, pp.154-159.
60 Oh, Y. A., Han, A. R., Hong, S. J., Lee, G. A., Kim, S. O., An, B. E., Park, S. A., 2017, *Assessment of the Psychopathological Effects of a Horticultural Therapy Program in Patients with Schizophrenia,* Complementary Therapies in Medicine, 36, Pp.54-58.
61 Joy, Y. S., Lee, A. Y., Park, S. A., 2020, *A Horticultural Therapy Program Focused on Succulent Cultivation for the Vocational Rehabilitation Training of Individuals with Intellectual Disabilities,* International Journal of Environmental Research and Public Health, 17(4), p.1303.

62 Joo, B. S., Park, S. A., Son, K. C., 2012, *Improving Work Adjustment Skills in Students with Mental Retardation Using Hydroponics Program*, 원예과학기술지, 30(5), Pp.586-595.

63 Yin, J., Arfaei, N., MacNaughton, P., Catalano, P. J., Allen, J. G., Spengler, J., 2019, *Effects of Biophilic Interventions in Office on Stress Reaction and Cognitive Function: A Randomized Crossover Study in Virtual Reality*, International Journal of Indoor Environment and Health, 29(6), pp.1028-1039.

64 Yin, J., Yuan, J., Arfaei, N., Catalano, P., Allen, J., Spengler, J., 2020, *Effects of Biophillic Indoor Environment on Stress and Anxiety Recovery: A Between-subjects Experiment in Virtual Reality*, Environmental International March, 136.

65 Kim, Y. J., Kim, S. O., Choi, N. Y., Park, S. A., 2022, *An Awareness and Demand Survey on Agro-Healing Among Adults with Symptoms of Stress*, People Plants Environment, 25(4), Pp.385-399.

66 Jeong, J. E., Park, S. A., 2021, *Physiological and Psychological Responses to Coding Combined with Horticultural Activity*, HortScience, 57(1), pp.154-163.

참고 도서

전문적 원예치료의 실제, 2006, 손기철, 조문경 외 저, 쿠북.
모든 것은 그 자리에, 2019, 올리버 색스 저, 양병찬 역, 알마.